with NEO 別冊

るるNEO

病態・ケアマップでわかる!

きほんの新生児疾患21

編著

髙橋大二郎

愛育会福田病院新生児科部長

はじめに

私たちが携わっている新生児医療では、さまざまな場面で児やその家族との関わりがあります。「1日も早く、元気な姿でお母さんの元へ…」と心から願い、LDR（陣痛分娩回復室：陣痛から分娩・産後までケアする特別個室）や新生児室、NICU（新生児集中治療室）やGCU（新生児治療回復室）などでそれぞれの役割を果たしています。

今回、新人ナースが関わることの多い新生児疾患に関する書籍を企画し、臨床の現場で働いているドクターの方々に、病態や疾患を理解するための「病態・ケアマップ」の作成とその解説をお願いしました。

目の前の新生児に向き合うとき、基本的な病態生理を理解することはもちろん重要です。さらに、現在行われている治療を把握することに加えて、生まれてくるまでの状態、生まれてきたときの状態、生まれてからの状態について、一つひとつゆっくりと紐解くように、さまざまな角度から丁寧に見極めることが大切なのではないでしょうか。

本書は「病態・ケアマップ」を中心に、原因から病態生理、把握するための症状や臨床検査、治療方針などが述べられています。これらを頭の中で整理し、携わる新生児の状態の把握に役立てることができるように願っています。

2020年3月

愛育会福田病院新生児科部長
髙橋大二郎

病態・ケアマップでわかる!

きほんの新生児疾患21

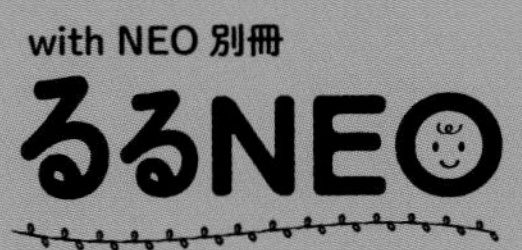

編著　髙橋大二郎
愛育会福田病院新生児科部長

1章 これから新生児疾患を学ぶあなたへ

2章 病態・ケアマップでわかる！新生児疾患21

呼吸器系の疾患

CONTENTS

栄養・免疫系の疾患

感染症

消化器系の疾患

その他、押さえておくべき疾患７

CONTENTS

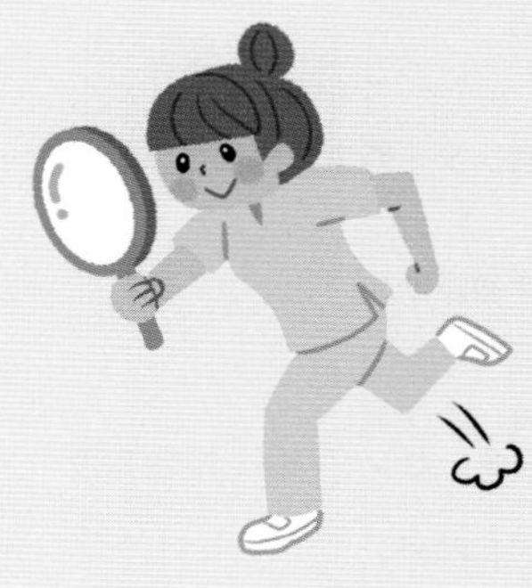

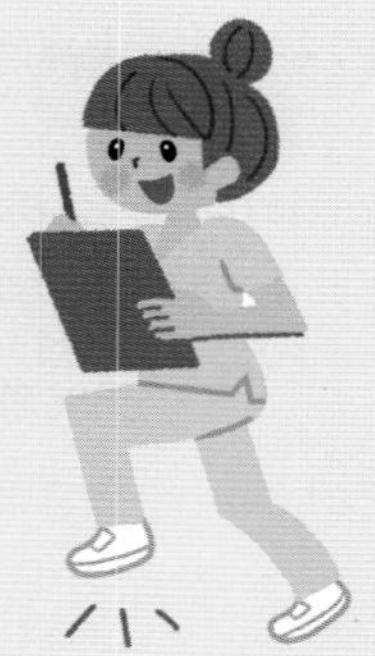

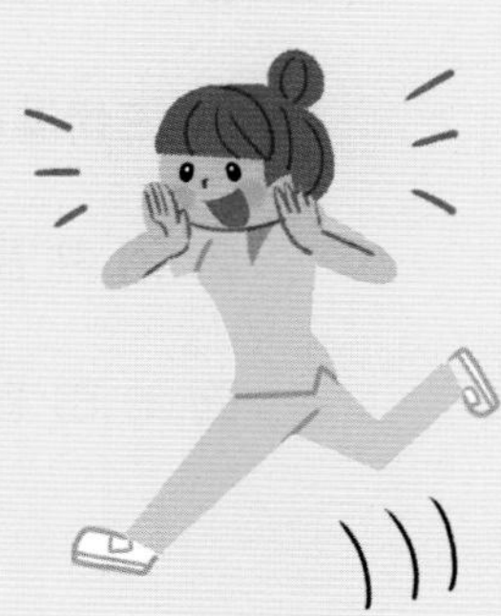

執筆者一覧

編著 **髙橋大二郎** 愛育会福田病院新生児科部長

執筆 1章 これから新生児疾患を学ぶあなたへ

1 **窪田奈々弥** くぼた・ななみ 愛育会福田病院新生児センター NICU 看護師長

上村香織 うえむら・かおり 同新生児センター GCU 看護師長

2 **髙橋大二郎** たかはし・だいじろう 愛育会福田病院新生児科部長

2章 病態・ケアマップでわかる！新生児疾患21

1 **大西健仁** おおにし・けんじ 長野県立こども病院新生児科

2 **瀬川祐貴** せがわ・ゆうき 聖隷浜松病院新生児科

杉浦　弘 すぎうら・ひろし 同新生児科主任医長

3 **宮原直之** みやはら・なおゆき 聖隷浜松病院新生児科

4 **千葉洋夫** ちば・ひろお 国立病院機構仙台医療センター小児科医長

5 **岸上　真** きしがみ・まこと 愛仁会高槻病院新生児科医長

榎本真宏 えのもと・まさひろ 同新生児科医長

6 **岩井正憲** いわい・まさのり 熊本大学病院小児科講師

7 **豊島勝昭** とよしま・かつあき 神奈川県立こども医療センター新生児科部長

8 **三代澤幸秀** みよさわ・ゆきひで 信州大学医学部小児医学教室助教

9 **河井昌彦** かわい・まさひこ 京都大学医学部附属病院 総合周産期母子医療センターセンター長、病院教授

10 **池田智文** いけだ・としふみ 青森県立中央病院新生児科部長

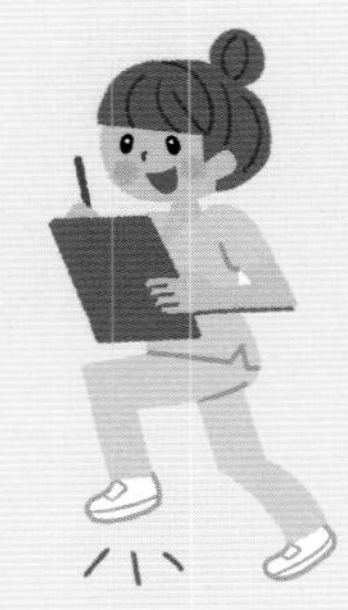
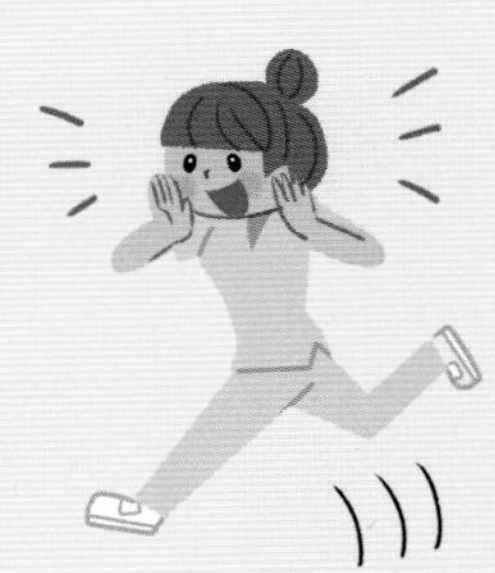

11 岩井正憲 いわい・まさのり 熊本大学病院小児科講師

12 南谷曜平 みなみたに・ようへい 熊本市民病院新生児内科

13 山本剛士 やまもと・つよし 鹿児島市立病院新生児内科医長

14 鳥飼源史 とりかい・もとふみ 愛育会福田病院小児外科部長

15 北畠康司 きたばたけ・やすじ 大阪大学医学部附属病院小児科講師

16 市川　俊 いちかわ・しゅん 産業医科大学小児科学教室助教、副 NICU 病棟医長

17 津田兼之介 つだ・けんのすけ 名古屋第二赤十字病院小児科

岩田欧介 いわた・おうすけ 名古屋市立大学新生児・小児医学分野准教授

18 白石　淳 しらいし・じゅん 大阪急性期・総合医療センター小児科・新生児科副部長

19 髙橋大二郎 たかはし・だいじろう 愛育会福田病院新生児科部長

20 下風朋章 しもかぜ・ともゆき 神奈川県立こども医療センター新生児科

21 清水大輔 しみず・だいすけ 産業医科大学小児科学教室助教

荒木俊介 あらき・しゅんすけ 同講師、NICU 病棟医長

1章

これから 新生児疾患を学ぶ あなたへ

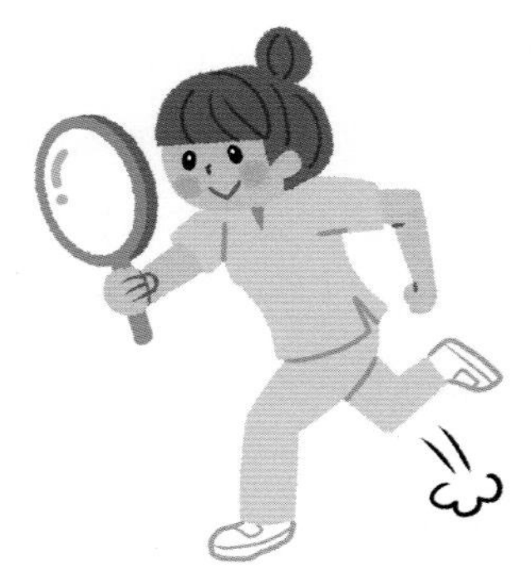

1 先輩ナースからのメッセージ

はじめに

毎年４月に、新人看護師の皆さんが、希望に胸を膨らませ、キラキラ瞳を輝かせて入職してきます。しかし、月日が経つにつれて日々の業務に追われ、表情は曇り「何から勉強したらよいのか分からない」「何が分からないのか分からない」など言葉にしながら思い悩んでいる姿をよく目にします。また、思い悩んでいる新人看護師に「どのように指導したらよいのか？」「どう説明したら理解してもらえるのか？」と先輩看護師も同様に悩み、日々臨床でよりよい教育方法を模索しています。

NICU の役割

NICU では、早産・低出生体重児をはじめ、正期産児でもさまざまな疾患を持つ赤ちゃんが入院しています。急性期は呼吸・循環動態が不安定で、少しのストレスでも容易に病態が変化するので、赤ちゃんの状態に合わせてケアの時間をずらす、まとめてケアを実施するなどケアのタイミングを考慮し、安静の保持に努めることが重要です。しかし、安静の保持と同時に赤ちゃんの全身状態を的確に把握し、必要な処置・ケアを行わなければなりません。

GCU の役割

GCU（growing care unit：回復治療室／継続観察室／発育発達支援室）は、NICU の後方支援病棟として NICU を退室した赤ちゃんや低出生体重児、先天性疾患、遺伝子疾患とさまざまな疾患を抱えた赤ちゃんが入院しています。出生直後や退院に向け、医療的なケアの練習や技術の習得が必要なケースもあり、急性期・慢性期と看護も多岐にわたります。また、状態が安定しているとはいえ、出生体重が小さく、元々が未熟性の強い赤ちゃんも多いため、私たち看護師は専門的な知識と高い看護技術が求められます。日常的なケアとしては、哺乳やオムツ交換、沐浴、母子同室などを中心とした愛着形成を本格的に進めていく過程ではありますが、それに並行して、この時期に発症する多くの重篤な疾患を早期に発見すべき重要な役割があります。

赤ちゃんを把握する

赤ちゃんを取り巻く情報は膨大にあり、その情報の中からポイントとなる情報をアセスメントし、治療・ケアにつなげていく必要があります。特に急性期は赤ちゃんの病状が急激に進行するリスクが高いため、ちょっとした病状の変化に気付き、今後起こり得る合併症を予測し、合併症を起こさない、あるいは重篤化させないように迅速かつ的確に対応することが求められます。また、同じ疾患であっても赤ちゃんによって同じ経過をたどることは少なく、それぞれの疾患の病態の背景には、さまざまな要因が関連していることがあり、広い視野を持ち、赤ちゃんの状態を把握する必要があります。

異常の早期発見

正期産の赤ちゃんであっても、出生後早期に起こり得る病態を把握し、出生後の適応がうまくいっているかどうかの確認や、出生後早期（6～12 時間）は、呼吸、心拍、体温、皮膚色、覚醒状態、活気・筋緊張を一定間隔で観察する必要があります。出生直後の赤ちゃんは、体温や呼吸、循環が不安定な状態ですから、たとえ出生時に異常がなくても、しっかり観察を行い、看護師は異常の早期発見に重点を置きながら、看護していくことが重要となります。

●観察力とアセスメント力

新生児医療では、赤ちゃんの全身管理が必要で、例えば肺に疾患があれば、循環などあらゆるところに影響を及ぼすため、赤ちゃんの身体の中で何が起こっているのか、症状や赤ちゃんが発するサインを丁寧に読み取る観察力とアセスメントする力が必要となります。また、日々赤ちゃんは成長・発達していくため、その変化にも目を向け、関連付けて考えなければなりません。疾患と同時に全身に及ぶ影響と学習すべき範囲も広いため、赤ちゃんを理解することの難しさを痛感している方も多いのではないかと思います。

新生児医療に携わる皆さんにより深く理解してもらう第一歩として、基本的な疾患とその病態生理や原因を根拠に基づいて関連付けながら学ぶことで、より赤ちゃんを知ることができ、看護の楽しさややりがいを感じてもらいたいです。

おわりに

皆さんは、赤ちゃんの症状でちょっと気になるけれど「こんなことで報告してもいいのかな…」「正常だったらどうしよう…」「時間がたてば大丈夫かな…」などと医師に報告するタイミングを迷うことはありませんか？　このような状態で夜間を過ごし、先輩看護師や医師が出勤したときには症状が進行し、あっという間にNICUへ転棟となることも考えられます。

成人と違い、小さな赤ちゃんは言葉を話すことができません。看護師は赤ちゃんの小さな変化にも気付けるように、細やかな観察力とアセスメント力が求められます。先輩看護師の『観察眼』は、経験だけではなく確かな知識があってのことです。皆さんが憧れる「できるナース」や「かっこいい看護師さん」に近づくためにも、まずは、新生児の病態生理を十分に理解しましょう。そして「not doing well」「何となく気になる」「いつもと違う気がするな…」などの大事なサインを見逃さず、異常の早期発見や新生児を救う観察力を身に付け、やりがいをもってステップアップできることを期待します。

愛育会福田病院新生児センターNICU 看護師長　**窪田奈々弥**　くぼた・ななみ
同新生児センターGCU 看護師長　**上村香織**　うえむら・かおり

2【総　論】新生児の診断：より広い視野で児を捉える

「胎内から胎外への適応」からみた新生児疾患

「出生」というプロセスは非常にドラマティックです。一人ずつみんな違った物語が繰り広げられます。

●児の生命活動の変化

出生前後における児の生命活動の変化について、最初に考えてみましょう。

母親の胎内では、必要な栄養素や酸素は、胎盤と臍帯を通じて母親から胎児に供給されます。さらに、胎児が産生した老廃物や二酸化炭素は胎盤を介して処理されます。胎児の生命維持や成長・発達は、母親に依存した状態といえるでしょう。

「出生」に伴い、身体を維持するシステムが劇的に変化します。

児は、生まれた瞬間に「胎内」から「胎外」への適応を迫られるために、自らの臓器や機能によって呼吸・循環・消化・排泄など、全ての生命活動を自分の力で行わなければなりません。何らかの原因で胎外環境へ適応障害を来した場合には、病的な症状が出現します（**図 1、2**）。

例えば、「新生児一過性多呼吸（transient tachypnea of the newborn；TTN）」を考えてみます。

胎児は肺胞内が羊水で満たされており、肺呼吸は行われていませんが、出生に伴い肺胞内の羊水は吸収されます。ここで肺水の吸収遅延が起こると肺胞でのガス交換に障害を来すため、多呼吸や努力呼吸、経皮的動脈血酸素飽和度（percutaneous oxygen saturation；SpO_2）低下などの呼吸症状が出現します。

また、胎児は酸素を胎盤や臍帯から能動的に受け取っています。

新生児仮死では、出生後に呼吸や循環動態が確立できず、自らの力で酸素を得ることができないため、低酸素状態に陥ってしまいます。

動脈管が閉鎖しにくいという特徴はどうでしょう？　胎内では必要だった動脈管が、出生後閉鎖することなく開存したままでいると、体全体に十分な血液を送り届けることができないため、心不全症状が出現します。これに加えて、肺血流が増加するために呼吸症状も来すかもしれません。

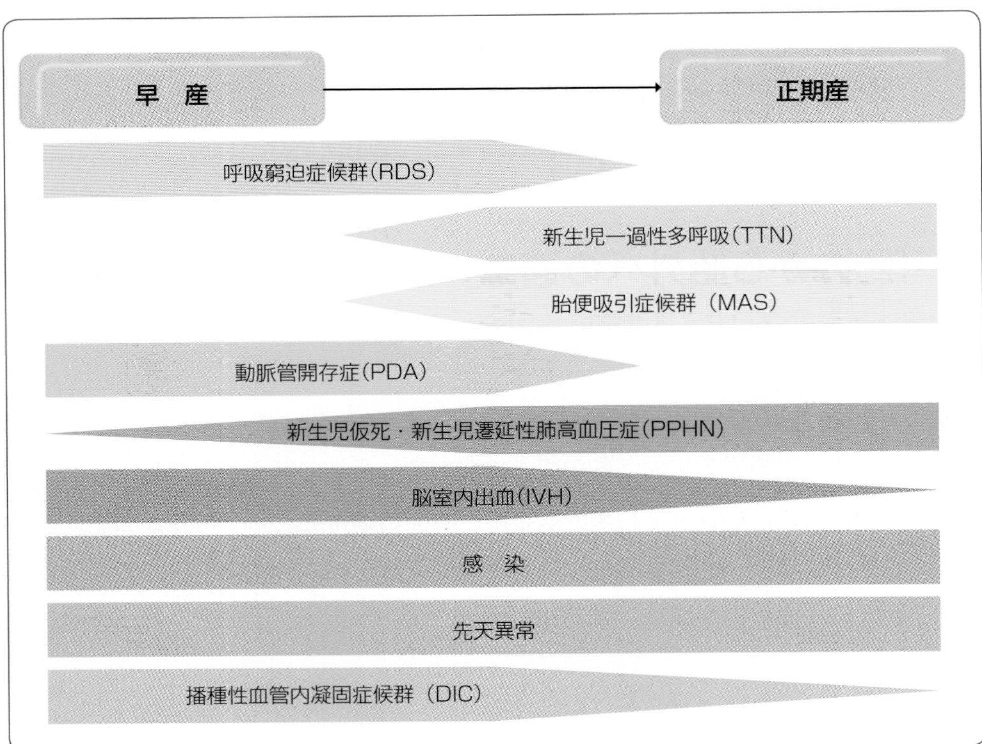

図 1 新生児期にみられる疾患

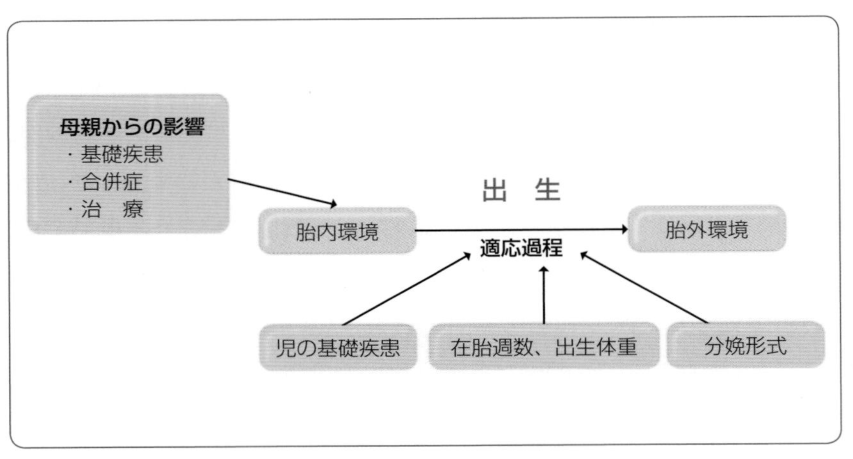

図 2 出生のプロセス

疾患について学ぶときは、基本的な病態生理についてきちんと把握することが大切です。例えば、「TTN における肺水吸収遅延」や「新生児仮死での組織の低酸素状態」などです。

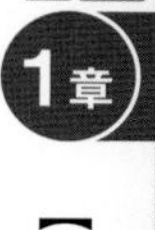

何が起こっているのか？　どういった疾患なのか？　どのようなリスクがある児に起こりやすいのかを把握すること。これらは、症状の経過や治癒過程などの理解にも結びつけることができるため、病態生理に基づいて疾患を根本から理解することがとても重要なのです。

●早　産

「胎内から胎外への適応」という見地から新生児疾患について眺めてみると、基礎疾患がなく、予定日通りに生まれた新生児の多くは、胎外への適応がスムーズであることは想像しやすいでしょう。

では、早産というファクターが加わることについては、どのように解釈するべきでしょうか。

呼吸の確立について「早産」という観点からみてみると、肺自体が未熟であるために肺サーファクタントの産生が不十分であり、加えて呼吸筋自体も発達段階であることなどが、出生後に肺でのガス交換を妨げる理由として考えられます。

また、早産児の視床下部―下垂体―副腎機能系が未熟であることは、非常に重要なポイントです。出生という強いストレスに加え、胎外環境への適応が必要な児では、ストレスに対応できるだけのコルチゾールを分泌できないために、相対的副腎不全や晩期循環不全を発症し、さまざまな症状を呈することがあります。

在胎週数が早ければ早いほど、より未熟な状態で生まれてきます。早産児の身体全体のバランスは、あたかも細い平均台の上を歩いている状態のようなものです。すなわち、より小さく、またより早い状態で胎外への適応を迫られた新生児のバランスは崩れやすいため、ほんの小さなきっかけであったとしても重篤な症状に陥りやすいのです。

●分娩形式

分娩形式についても考えてみます。

呼吸が安定するためには、速やかに肺水を吸収する必要があります。帝王切開では、産道を通過しないため肺自体がウエットな状態になりやすく、経腟分娩と比較すると呼吸の適応に時間がかかりやすいのが特徴です。また、母親の糖代謝異常や妊娠高血圧症候群、切迫早産に対する薬剤投与などはさまざまな形で胎児に影響を与えています。

●基礎疾患

基礎疾患についてはどうでしょう。

先天異常を抱えた新生児を考えたとき、例えば21トリソミー症候群では筋緊張の低下によって十分な肺拡張を得ることができず、さらに肺高血圧の遷延という要素も加わることによって、呼吸が安定するまでに時間がかかることがあります。これらは、生まれ持ったさまざまな問題が出生後の適応を阻害するとも捉えることができます。

先天性心疾患や消化管閉鎖症などの解剖学的異常、代謝・内分泌疾患、血液疾患や神経疾患など、先天的な異常を持つ新生児について、胎外環境への適応はもちろんですが、原疾患の病態把握し、その治療についても十分理解する必要があります。

＊　＊　＊

たとえ疾患名は同一で、その病態生理も同じであったとしても、症状や治療経過などは個々の児においてさまざまです。

新生児期に認められる疾患を捉える場合、ベーシックな体の働きとしては変わりませんが、①胎内発育環境、②基礎疾患、③在胎週数や出生体重、④分娩形式など、これらの要素が胎内から胎外への適応、全身管理や治療の過程に影響を与えていることが、新生児の特殊性ではないでしょうか。

おわりに

目の前で繰り広げられている疾患について学ぶときは、病名と原因を一つの組み合わせとして捉えることができれば、とてもシンプルで理解しやすいです。疾患について、いろいろ学び始める場合には、まずはその組み合わせを理解するようにしましょう。ただ、実際には、一見同じような症状であったとしても、さまざまな原因が複雑に絡み合うことを多く経験します。

関わる児の状態を一つの視点からだけではなく、さまざまな方向から理解するように努めること。そして、時間経過とともに変化する症状も見逃さないように。適切な治療やより良いケアにつなげるために、より深く、そしてきめ細やかに児の状況を把握するよう心掛けていくことが大切です。

愛育会福田病院新生児科部長　**髙橋大二郎**　たかはし・だいじろう

病態・ケアマップでわかる！

新生児疾患21

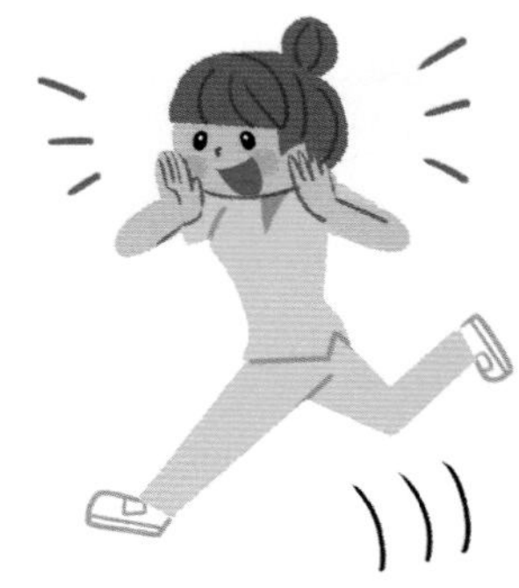

{ 呼吸器系の疾患 }

1 呼吸窮迫症候群（RDS）

病態・ケアマップ

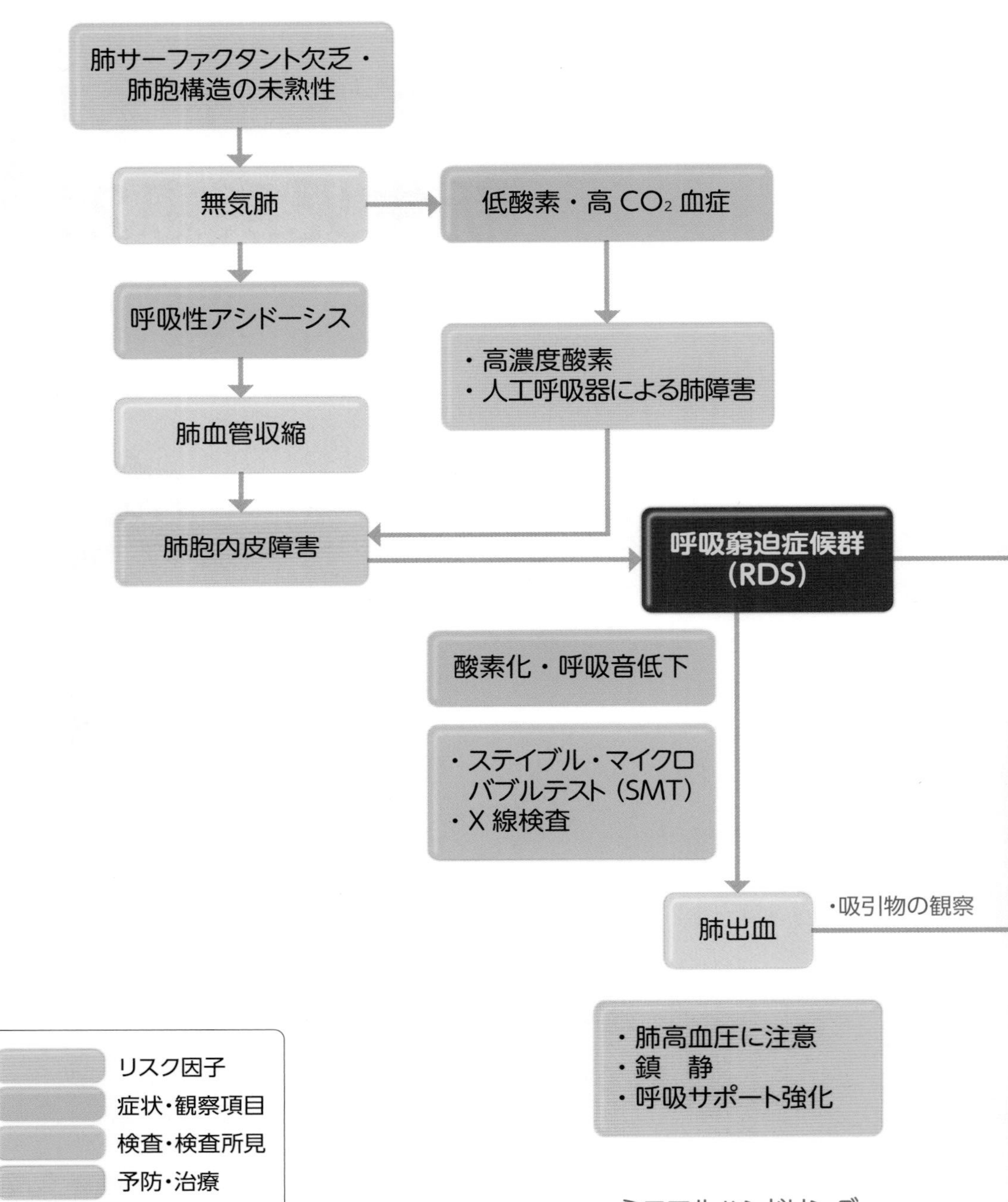

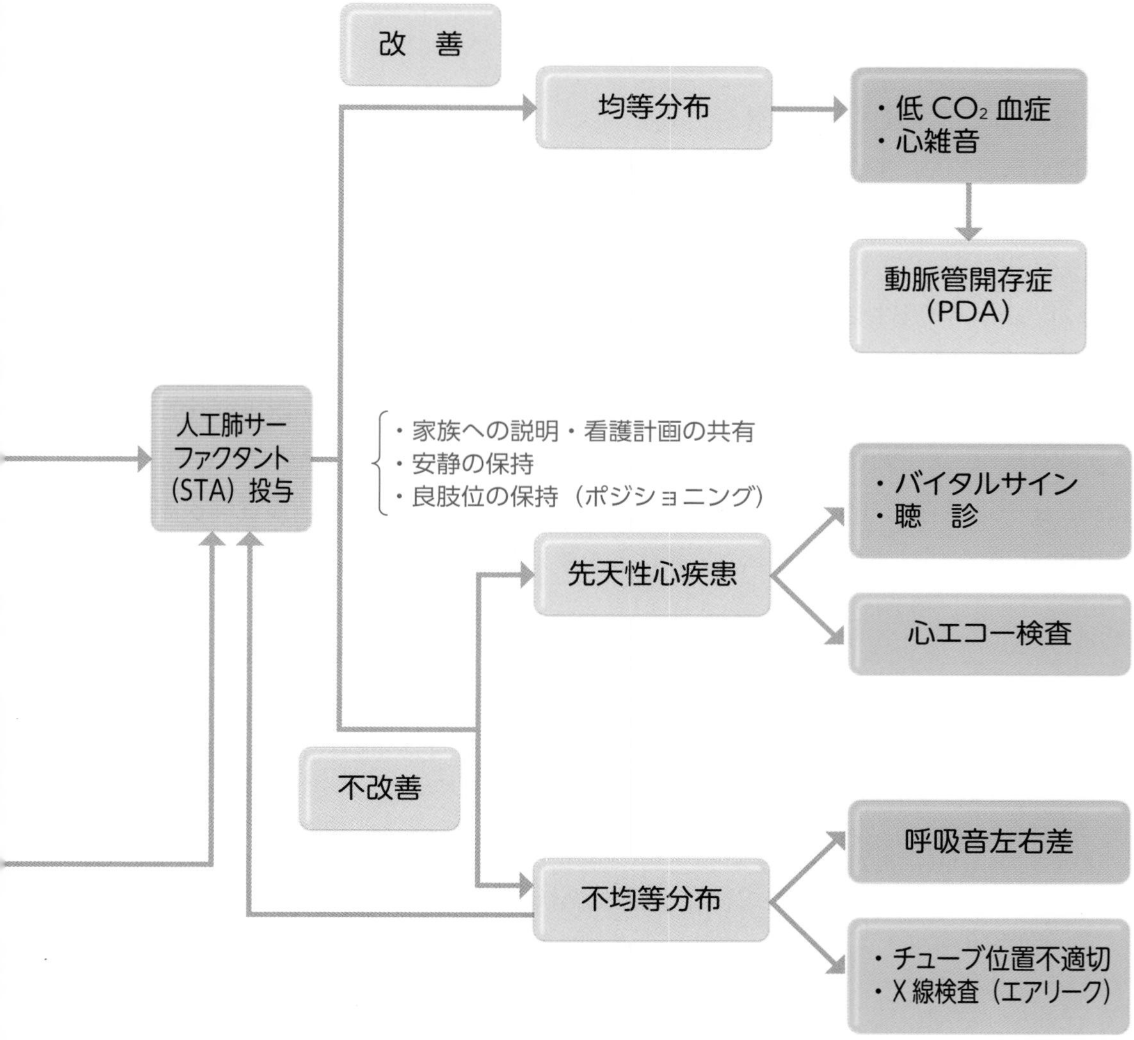

改　善
均等分布
・低 CO_2 血症
・心雑音
動脈管開存症
（PDA）
人工肺サーファクタント（STA）投与
・家族への説明・看護計画の共有
・安静の保持
・良肢位の保持（ポジショニング）
先天性心疾患
・バイタルサイン
・聴　診
心エコー検査
不改善
呼吸音左右差
不均等分布
・チューブ位置不適切
・X 線検査（エアリーク）

呼吸窮迫症候群（RDS）とは？

呼吸窮迫症候群（respiratory distress syndrome；RDS）は、肺の未熟性に起因する疾患であり、早産児に多い疾患です。RDS が生じる原因としては未熟性による肺サーファクタント（界面活性物質）の不足・欠乏、二次的あるいは先天的に肺サーファクタントが欠乏する、不活性化することが挙げられます。早産児であればあるほど頻度は高くなり、超低出生体重児であれば、ほぼ必発です。この肺サーファクタントが不足することによって肺胞虚脱が生じ、肺コンプライアンスが低下した状態を RDS といいます。

頻度としては早産・低出生体重児に多発し、特に在胎 32 週以下、出生体重 1,500 g 未満の児に多く発症します。在胎期間が短いほど肺サーファクタントの欠如は強く、発症の頻度も高くなります。また、同じ在胎週数でも糖代謝異常の母親から生まれた児に発症頻度は高くなります。在胎 23～25 週で出生した児の約 80%、在胎 26～28 週で出生した児の約 50%、在胎 29～31 週で出生した児の約 30% に発症するといわれています。RDS を予防するために母親へのステロイド投与を行います。発症した児には、n-DPAP（nasal directional positive airway pressure）、人工呼吸管理、人工肺サーファクタント補充療法を行い治療します。合併症として、気胸、動脈管開存症（patent ductus arteriosus；PDA）の症候化、慢性肺疾患（chronic lung disease；CLD）への移行に注意が必要となります。

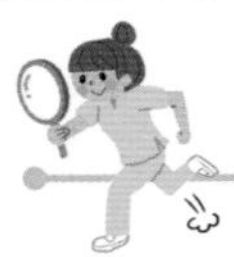

見逃せない所見

臨床症状は、呻吟、陥没呼吸、鼻翼呼吸、チアノーゼ、酸素需要の増加、多呼吸などが挙げられます。出生直後から進行性に症状が明らかになります。超低出生体重児で出生時に活気が不良な場合には有効な自発呼吸がみられず、チアノーゼを呈しているだけの場合もあります。聴診所見など身体所見では疾患特異的なものはなく、診断的価値は少ないといえます。しかし、RDS の治療効果判定としての呼吸音の変化や左右差の有無、また RDS の治療経過中に動脈管開存による心雑音（連続性雑音）が聴取されることもあるため、聴診は必要です。

検査・ケアのポイント

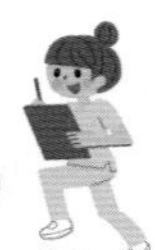

RDS の診断にステイブル・マイクロバブルテスト（stable microbubble test；SMT）は診断的意義が高いです**（表 1）**。実際の臨床現場では、早産児の出

表1 ステイブル・マイクロバブルテスト（SMT）の判定と評価

ステイブル・マイクロバブル（小泡）の数（/mm²）	判　定	評　価
0	zero	RDS の危険性が極めて高い
2 未満	very weak	RDS の危険性が極めて高い
2 以上 10 未満	weak	RDS の危険性が極めて高い
10 以上 20 未満	medium	RDS の危険性はほぼなし
20 以上	strong	RDS の危険性はなし

表2 胸部 X 線所見による呼吸窮迫症候群の重症度の評価（Bomsel 分類）

	網・顆粒状陰影	肺野の明るさ	中央陰影の輪郭	air bronchogram
Ⅰ度	かろうじて認められる微細な顆粒状陰影、末梢部に比較的多い	正　常	鮮　明	欠如または不鮮明、中央陰影の範囲を出ない
Ⅱ度	全肺野に網・顆粒状陰影	軽度に明るさ減少	鮮　明	鮮明、しばしば中央陰影の外まで伸びる
Ⅲ度	粗大な顆粒状陰影	著明に明るさ減少	不鮮明、中央陰影拡大	鮮明、気管支の第 2・第 3 分岐まで認められる
Ⅳ度	全肺野が均等に濃厚影で覆われる		消　失	鮮　明

生時に、早期に人工肺サーファクタント投与を行うか否かの判断に大いに参考になる検査です。超低出生体重児の出生直後、挿管しても SpO_2 が上昇せず、心拍も安定しない場合、胸部 X 線検査や SMT を省略しても人工肺サーファクタント投与を急ぐことは許容されています。

RDS の重症度の胸部 X 線写真の評価基準として Bomsel 分類（**表 2、図**）があり、気管支透瞭像（air bronchogram）、網状顆粒状陰影（reticulogranular pattern）、すりガラス様陰影（ground glass appearance）が有名ですが、その所見は、呼吸補助の程度などの条件にも影響されます。このため必ずしも重症度と相関しないこともあり、注意が必要となります。以上から、蘇生介助時には、出生直後の胃液、または羊水を破棄せずに回収し、SMT を行えるようにします。RDS と診断されれば、人工肺サーファクタント製剤の投与が行われます。その際、薬剤を注入する担当者、バギングを行う担当者、体位保持を行う担当者を決め、心拍モニターの同期音を出しながらチームワークをもって処置を行います。この際、不十分な体位交換は深過ぎる気管チューブの挿入や不均等投与のリスクが高まるため、計画外抜管に注意しつつチューブ固定は確実に行いながら、左右にしっかりと体を

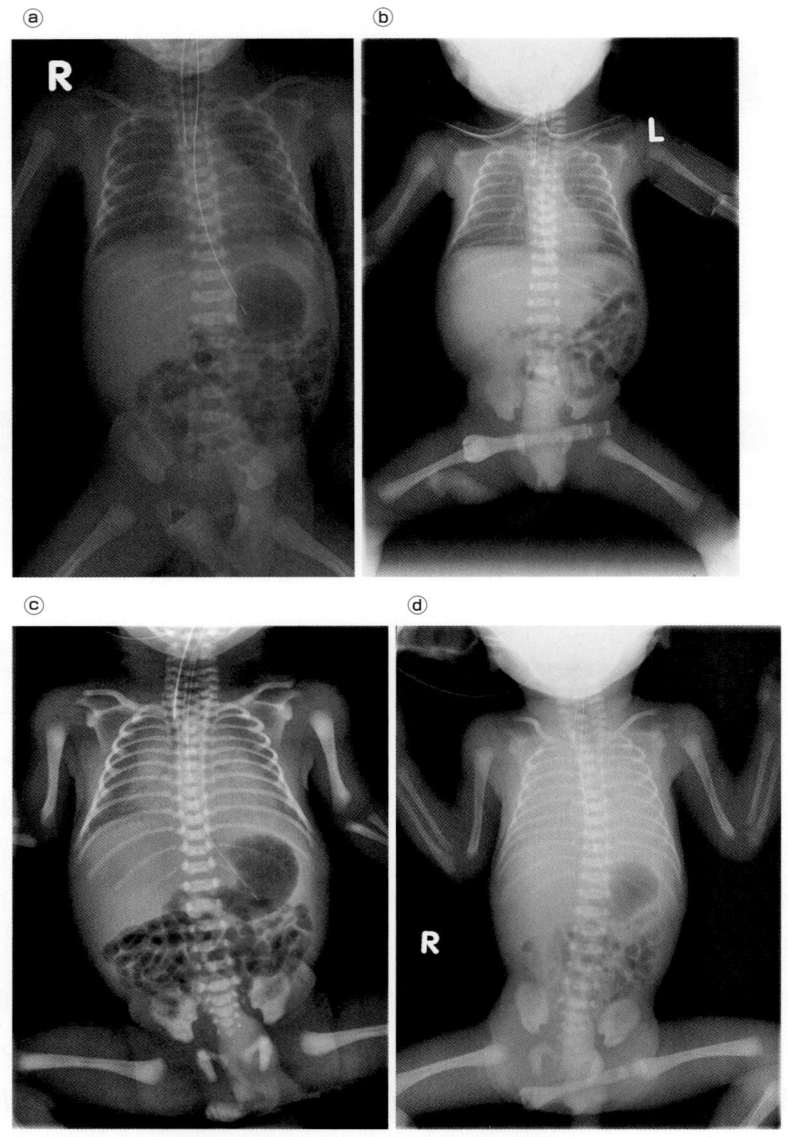

図 RDSの胸部X線所見：Bomsel分類
a：Ⅰ度、b：Ⅱ度、c：Ⅲ度、d：Ⅳ度。

傾け3方向もしくは5方向で投与します。人工肺サーファクタント投与後6時間は、原則気管吸引を行いません。口腔内吸引のみにとどめ、どうしても吹き上がってくる場合には適宜吸引を行います。人工肺サーファクタント投与前後では、急速に呼吸状態が改善し、それに伴い循環動態の変化も予想されます。このため、人工肺サーファクタント投与前に、基準となる血圧を測定しておくことが望ましいです。

投与後は劇的に変化することもあるため、SpO_2 のみではなく、胸郭の動き（胸あがり）の変化、肺音・空気入りの変化、呼気二酸化炭素濃度の値の変化、血圧の変化、心雑音の有無などを定期的に確認します。

RDSの合併症には、気胸（エアリーク）、肺出血、脳室内出血（intraventricular hemorrhage；IVH）、PDA、肺浮腫、CLDなどが挙げられます。エアリークはサーファクタント不均衡投与での換気ミスマッチから、過膨張肺により生じます。また、RDS急性期のコンプライアンスの悪い時期は、換気圧が必然的に高くなることでエアリークが生じます。肺浮腫や肺出血は、RDSの急性期に肺血管透過性が亢進しているときに起こり得ます。間質の浮腫が増えると酸素化・換気が悪化しますし、PDAによる急激な肺うっ血でも肺出血を来します。また、RDSによる肺損傷自体がCLD発症の重要な要素となります。以上、副作用の早期発見という意味でも、聴診を含めた身体所見は大切になってきます。

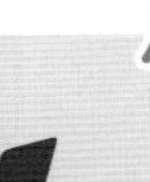

バイタルサインの測定が大事！

上記にも述べたとおり、RDSに対して人工肺サーファクタント製剤を投与した際、呼吸状態が急速に改善し、酸素化や換気、また循環動態が変化することが予想されます。このため人工肺サーファクタント投与前後にはこまめな血圧を含むバイタルサインの測定をしておくことが必要です。例えば、酸素化が低下していれば、挿管チューブの計画外抜管や深過ぎる挿入、エアリーク、肺出血などを考え、頻脈や血圧の脈圧が開大しているときには、PDAを疑います。

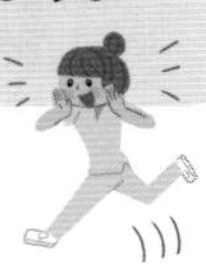

引用・参考文献

1) 長野県立こども病院方式：超低出生体重児の管理マニュアル．廣間武彦ほか編．中村友彦監．東京，メジカルビュー，2019，364p.
2) 新生児学入門．第5版．仁志田博司編．東京，医学書院，2018，456p.
3) Sweet, DG. et al. European Consensus Guidelines on the Management of Respiratory Distress Syndrome-2019 Update. Neonatology. 115 (4), 2019, 432-50.

長野県立こども病院新生児科 **大西健仁** おおにし・けんじ

{ 呼吸器系の疾患 }

2 新生児一過性多呼吸（TTN）

病態・ケアマップ

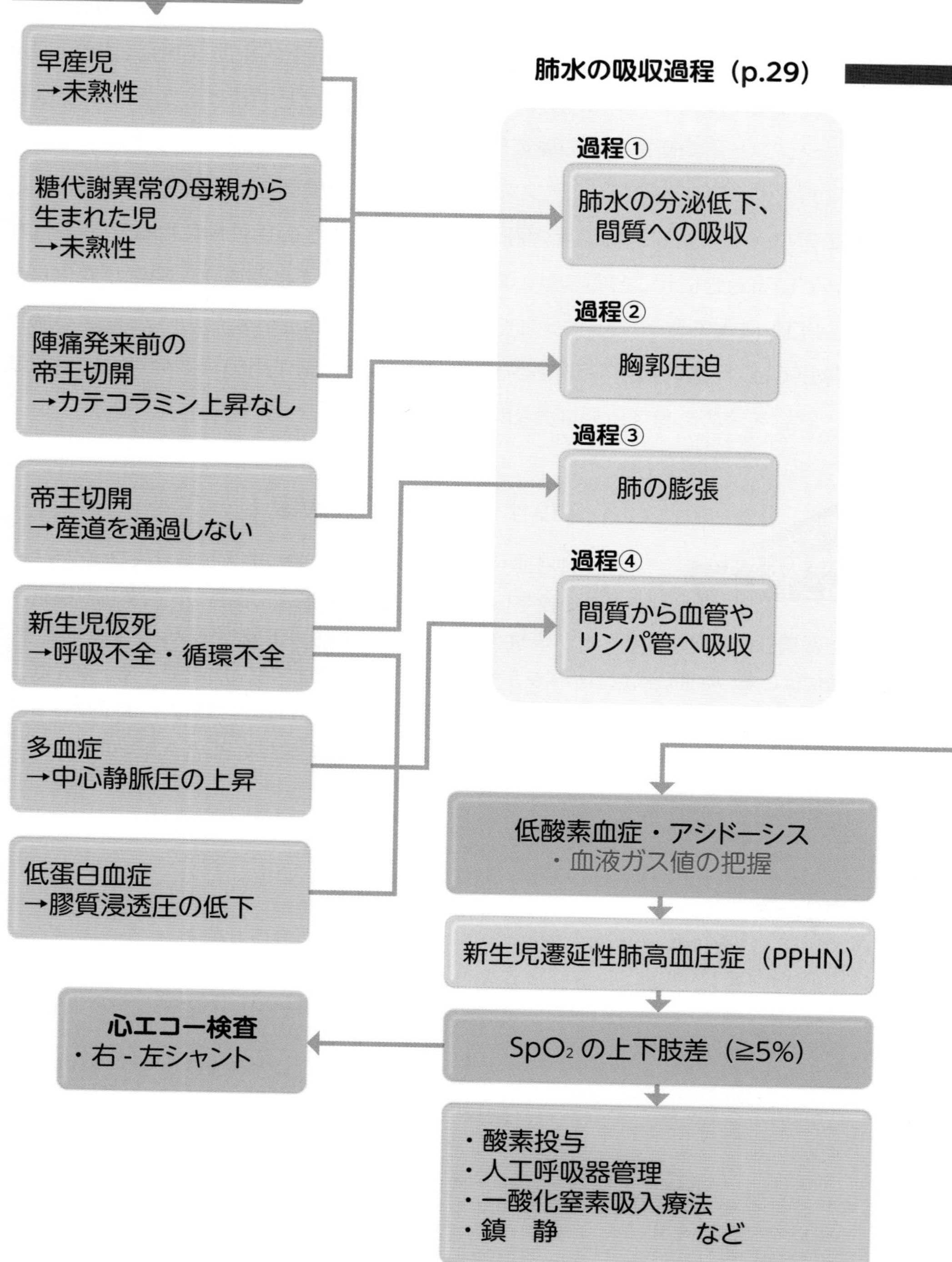

リスク因子
症状・観察項目
検査（検査所見）
予防・治療
赤　字　：看護（ケア）

吸収過程の障害

肺水吸収遅延

肺胞腔・間質に肺水が残存

呼吸障害

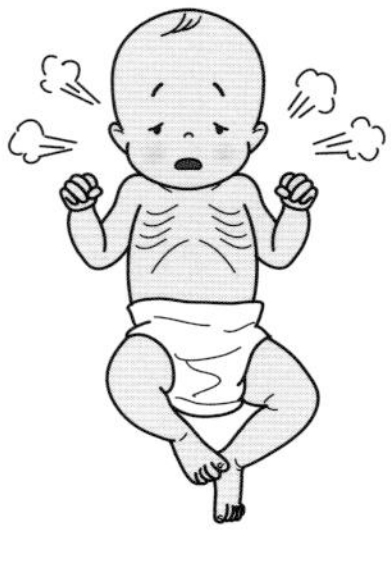

チアノーゼ・蒼白

・呼吸性アシドーシス
・pH↓、pO_2↓、pCO_2↑

・多呼吸
・鼻翼呼吸
・陥没呼吸
・呻　吟
・SpO_2低下

・気道の確保（肩枕や腹臥位の検討、吸引の必要性の判断）
・安静の保持

胸部X線所見
・肺門部の血管陰影増強
・葉間胸水
・肺の過膨張
・軽度の心拡大

経管栄養・輸液

・酸素投与
・非侵襲的陽圧換気（n-CPAP/HFNC）
・人工呼吸器管理

肺胞腔内への血漿蛋白漏出

二次性にサーファクタントが不活化

人工肺サーファクタント投与

新生児一過性呼吸（TTN）
→生後6時間以内に発症する多呼吸（60回／分）で多呼吸が12時間以上持続するもの

新生児一過性多呼吸（TTN）とは？

●概　念

新生児一過性多呼吸（transient tachypnea of the newborn；TTN）は、1966年にAvery[1]によって最初に報告された後期早産児（在胎34～36週）および正期産児に最も多く見られる呼吸器疾患です。肺水の吸収障害・排泄遅延が原因となり、出生後早期に呼吸障害を来します。正期産児33,289人を対象とした研究では出生1,000に対し5.7人に発症したと報告されており[2]、多くは軽症で自然に軽快しますが、重症例では酸素投与や陽圧換気などの治療を要することがあります。

●病　態

まず初めに肺水の吸収過程を把握することが大切です（**図1**）[3]。胎児期の肺は肺水で満たされており、ガス交換を伴わない呼吸様運動をしています。肺水は肺胞上皮細胞から分泌され、肺の成熟を担っています。妊娠後期に近づくとカテコラミンなどのホルモンが上昇し、肺水の肺胞腔への分泌が低下し、肺胞腔から間質への吸収が開始されます。肺水の肺胞腔から間質への移動には、肺胞上皮細胞上のナトリウム（Na）チャネル（epithelial Na^{+} chanel；ENaC）やアクアポリン5などの水チャネル、肺胞腔と間質との蛋白や Cl^{-} の濃度勾配などが関与しています（過程①）。経腟分娩では胸郭が圧迫され、約3分の1の肺水が口腔内から排出されます（過程②）。出生後、啼泣により肺が膨張し胸腔内が陰圧となり、肺水は肺胞腔から間質へ吸収されます（過程③）。その後、肺水は間質から血管やリンパ管へ吸収されます（過程④）。

TTNのリスク因子として、早産児、糖代謝異常母親、陣痛発来前の帝王切開、帝王切開、新生児仮死、多血症、低蛋白血症などが挙げられます[4]。上記の肺水の吸収過程のうち、早産児や糖代謝異常の母親から生まれた児、カテコラミンの上昇のない陣痛発来前の帝王切開は、肺水の分泌低下および間質への吸収の過程が主に障害されます（過程①の障害）。帝王切開では、胸郭が圧迫されないため口腔内から肺水が排出されません（過程②の障害）。新生児仮死による呼吸不全では、肺が膨張せず肺水が肺胞腔から間質へ吸収されません（過程③の障害）。新生児仮死による循環不全や多血症による中心静脈圧の上昇、低蛋白血症による膠質浸透圧の低下は、間質から血管・リンパ管への吸収の過程が障害されます（過程④の障害）。

上記のリスク因子の中で最も頻度が高いのが帝王切開です。帝王切開で出生した

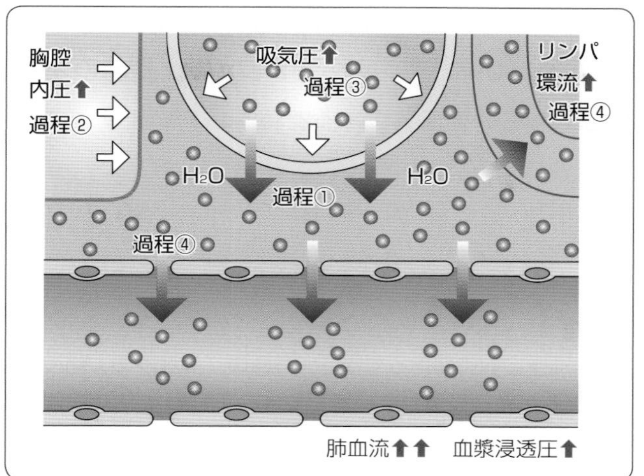

図 1 肺水吸収の過程（文献 3 を参考に作成）
・過程①：肺水の肺胞腔から間質への移動
・過程②：肺水の口胞腔からの排出
・過程③：肺水の肺胞腔から間質への吸収
・過程④：肺水の間質から血管・リンパ管への吸収

児は経腟分娩で出生した児よりも、TTN の発症率が高くなると報告されています [5]。

●症　状

上記のようなリスク因子により肺水の吸収過程が障害されると、肺水が肺胞腔や間質に貯留し、換気量の減少や肺コンプライアンスの低下が生じます。そのため、出生直後から生後 2 時間以内に多呼吸や努力呼吸、チアノーゼを認めます。

●治療・予後

努力呼吸やチアノーゼは軽度で、一過性の病名の通り、多くは生後 12〜24 時間で自然に軽快します。しかし、重症例は症状が持続し、酸素投与、非侵襲的陽圧換気（経鼻持続気道陽圧〔nasal continuous positive airway pressure；n-CPAP〕や高流量経鼻酸素カニューラ（high flow nasal cannula；HFNC)〕、人工呼吸管理などの呼吸サポートを要することがあります。さらに、呼吸障害が強く哺乳困難な場合は、輸液療法や経管栄養を行います。

Celebi らの報告では、選択的帝王切開で出生した児に予防的に n-CPAP を施行した結果、TTN による NICU 入院率を減少させました [6]。

肺水吸収促進を目的として、利尿薬であるフロセミドを使用することがありますが、Kassab らによるシステマティックレビューでは症状の改善や入院期間の短縮には効果がなく、推奨されないと報告されています [7]。サルブタモール吸入、アドレナリン吸入、出生前ステロイド投与、出生前プロスタグランジン投与などもエビデンスが十分ではありません[8~11]。Ibrahim らは、出生前のオキシトシン投与がTTN 発症率や NICU 入院率を減少させると報告していますが、後方視的研究のためさらなる研究が必要です[12]。

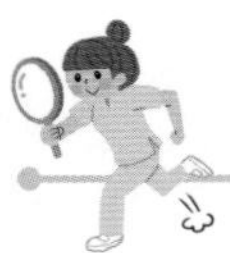

見逃せない所見

●努力呼吸の出現

出生直後だけでなく生後数時間たってから、多呼吸、鼻翼呼吸、陥没呼吸、呻吟などの努力呼吸を認めることがあり見逃せない所見です。正常新生児の呼吸数は 40〜60 回／分であり、60 回／分以上を多呼吸と定義します。1 回換気量が稼げないときに呼吸回数を増やして代償しようとします（多呼吸）。また、より多くの空気を取り込もうと鼻翼を膨らませて呼吸します（鼻翼呼吸）。胸腔内に強い陰圧をかけて肺を広げようとし、そのため肋間や胸骨上窩、心窩部が凹むような呼吸をします（陥没呼吸）。そして、声帯を締めて気道内圧を上昇させ肺胞を広げようと、呼気時に「うー、うー」と唸る呼吸をします（呻吟）。

●皮膚色が悪い

努力呼吸と同時に、チアノーゼや蒼白などの皮膚色（末梢循環不全を反映）は、見逃せない所見です。

●低酸素血症

努力呼吸や皮膚色不良を認めた場合は、モニターを装着することが重要です。パルスオキシメーターで SpO_2 の低下があれば酸素投与が必要です。

●新生児遷延性肺高血圧症（PPHN）

SpO_2 の上下肢差（下肢が 5% 以上低い）は、新生児遷延性肺高血圧症（persistent pulmonary hypertension of the newborn；PPHN）を合併している可能性があり見逃せない所見です。呼吸障害の改善がない場合は上下肢にパルスオキシメーターを装着し、SpO_2 の差を確認することが重要です。

検査・ケアのポイント

TTN の診断基準を表に挙げます[13]。診断は臨床症状と検査所見を合わせて確定されます。そのため、表にあるような呼吸障害を呈する呼吸窮迫症候群（respiratory distress syndrome；RDS）、胎便吸引症候群（meconium aspiration syndrome；MAS）、エアリーク、先天性横隔膜ヘルニア、肺炎、敗血症、先天性心疾患などの疾患の鑑別および除外をすることが重要です。鑑別診断のために、胸部 X 線検査（肺炎やエアリークとの鑑別）、血液ガス検査（低酸素血症、高二酸化炭素血症の確

表　新生児一過性多呼吸（TTN）の診断基準

①多呼吸（呼吸数 60 回／分以上）を生後 6 時間以内に発症する。 ②多呼吸が 12 時間以上持続する。 ③胸部 X 線所見（**図 2**）：肺門部血管陰影の増強、葉間胸水、肺の過膨張、軽度の心拡大 ④多呼吸を来す他疾患の除外：呼吸窮迫症候群（RDS）、胎便吸引症候群（MAS）、エアリーク、先天性横隔膜ヘルニア、肺炎、敗血症、先天性心疾患など

（文献 13 より引用改変）

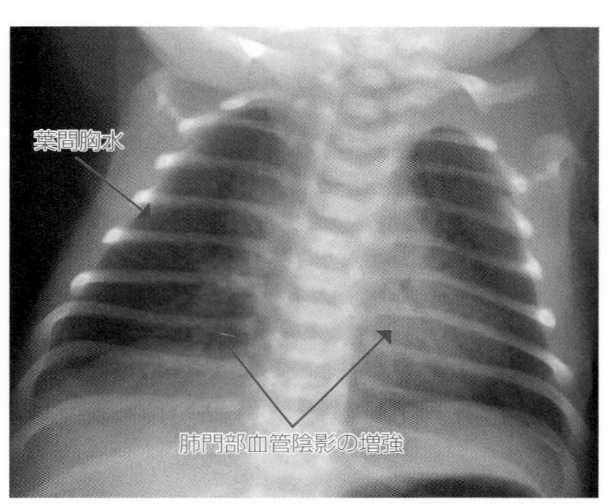

図 2　新生児一過性多呼吸（TTN）の典型的な X 線所見

認）、血算・生化学検査（感染症との鑑別）、心エコー検査（先天性心疾患との鑑別）、マイクロバブル検査（RDS との鑑別）を行う必要があります。胸部 X 線検査では、肺門部血管陰影の増強、葉間胸水、肺の過膨張、軽度の心拡大といった所見を認めます（**図 2**）。

呼吸障害が持続し適切な治療介入がされないと、肺胞腔内へ血漿成分や血球成分が漏出し、二次性にサーファクタントが不活化し X 線所見が RDS と似ることがあります。この場合はサーファクタントの補充が有効なことがありますが、医学的根拠は確立されていません[14)]。さらに、TTN が重症な場合は低酸素血症やアシドーシスにより肺血管抵抗が上昇することで、PPHN を合併することがあります。高濃度酸素投与、一酸化窒素吸入療法、鎮静などの集中治療を要するため注意が必要です。

ケアの介入が必要となるのは、気道内分泌物の貯留時や体温の変化が見られるときなどです。気道内分泌物の貯留や増加は、呼吸症状の増悪につながります。呼吸

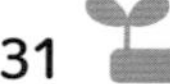

音の聴診時に副雑音の有無や左右差の有無を確認し、必要に応じて口腔内や気道内の吸引を行います。また、体温の変化も呼吸症状に影響します。至適体温環境を外れると、酸素消費量が増加し呼吸仕事量が増えるため呼吸症状が増悪します。適切な環境温度を提供するために、体温の変化を意識し、小まめに体温を測定し細やかな環境温度の調整が必要です。

先輩ナースへ報告するポイント

新生児一過性多呼吸（TTN）の注意点！

・多呼吸、呻吟、陥没呼吸、鼻翼呼吸、チアノーゼの出現時、酸素飽和度の低下時。

・TTNは出生直後だけでなく、生後2〜3時間を経過し症状が出現することがあります。TTNのリスクのある児は呼吸観察を続け、報告を怠らないようにしましょう。

・呼吸障害が持続または悪化傾向のときは、二次性に肺サーファクタントが失活したりPPHNを合併する可能性があるため注意が必要です。

引用・参考文献

1) Avery, ME. et al. Transient tachypnea of newborn : possible delayed resorption of fluid at birth. Am J Dis Child. 111 (4), 1966, 380-5.

2) Morrison, JJ. et al. Neonatal respiratory morbidity and mode of delivery at term : influence of timing of elective caesarean section. Br J Obstet Gynaecol. 102 (2), 1995, 101-6.

3) Bland, RD. et al. The newborn Lung : Neonatalogy questions and controversies : expert consult. 2nd ed. Philadelphia, Sanders, 2012, 141-65.

4) 川瀬昭彦．"新生児一過性多呼吸"．小児疾患診療のための病態生理 2．改訂 5 版．小児内科．47 巻増刊号．東京，東京医学社，2015，77-81.

5) Hansen, AK. et al. Elective caesarean section and respiratory morbidity in the term and near-term neonate. Acta Obstet Gynecol Scand. 86 (4), 2007, 389-94.

6) Celebi, MY. et al. Inmact of prophylatic continuous positive airway pressure on transient tachypnea of the newborn and neonatal intensive care admission in newborns delivered elective caesarean section. Am J Perinatol. 33 (1), 2016, 99-106.

7) Kassab, M. et al. Diuretics for transient tachypnea of the newborn. Cochrane Database Syst Rev. (11), 2015, CD003064.

8) Moresco, L. et al. Salbutamol for transient tachypnea of the newborn. Cochrane Database Syst Rev. (5), 2016, CD011878.

9) Moresco, L. et al. Epinephrine for transient tachypnea of the newborn. Cochrane Database Syst Rev. (5), 2016, CD011877.

10) Sotiriadis, A. et al. Corticosteroids for preventing neonatal respiratory morbidity after elective caesarean section at term. Cochrane Database Syst Rev. 8, 2018, CD006614.

11) Motaze, NV. et al. Prostaglandins before caesarean section for preventing neonatal respiratory distress. Cochrane Database Syst Rev. 2013, (11), CD10087.

12) Abdelazim, A. et al. Impact of antenatal oxytocin infusion on neonatal respiratory morbidity associated with elective cesarean section. Arch Med Sci. 13, (3), 2017, 629-34.

13) Rowlings, JS. et al. Transient tachypnea of the newborn. An analysis of neonatal and obstetric risk factors. Am J Dis Child. 138 (9), 1984, 869-71.

14) Polin, RA. et al. Surfactant replacement therapy for preterm and term neonates with respiratory distress. Pediatrics. 133 (1), 2014, 156-63.

聖隷浜松病院新生児科 **瀬川祐貴** せがわ・ゆうき
同新生児科主任医長 **杉浦 弘** すぎうら・ひろし

MEMO

3 無呼吸

病態・ケアマップ

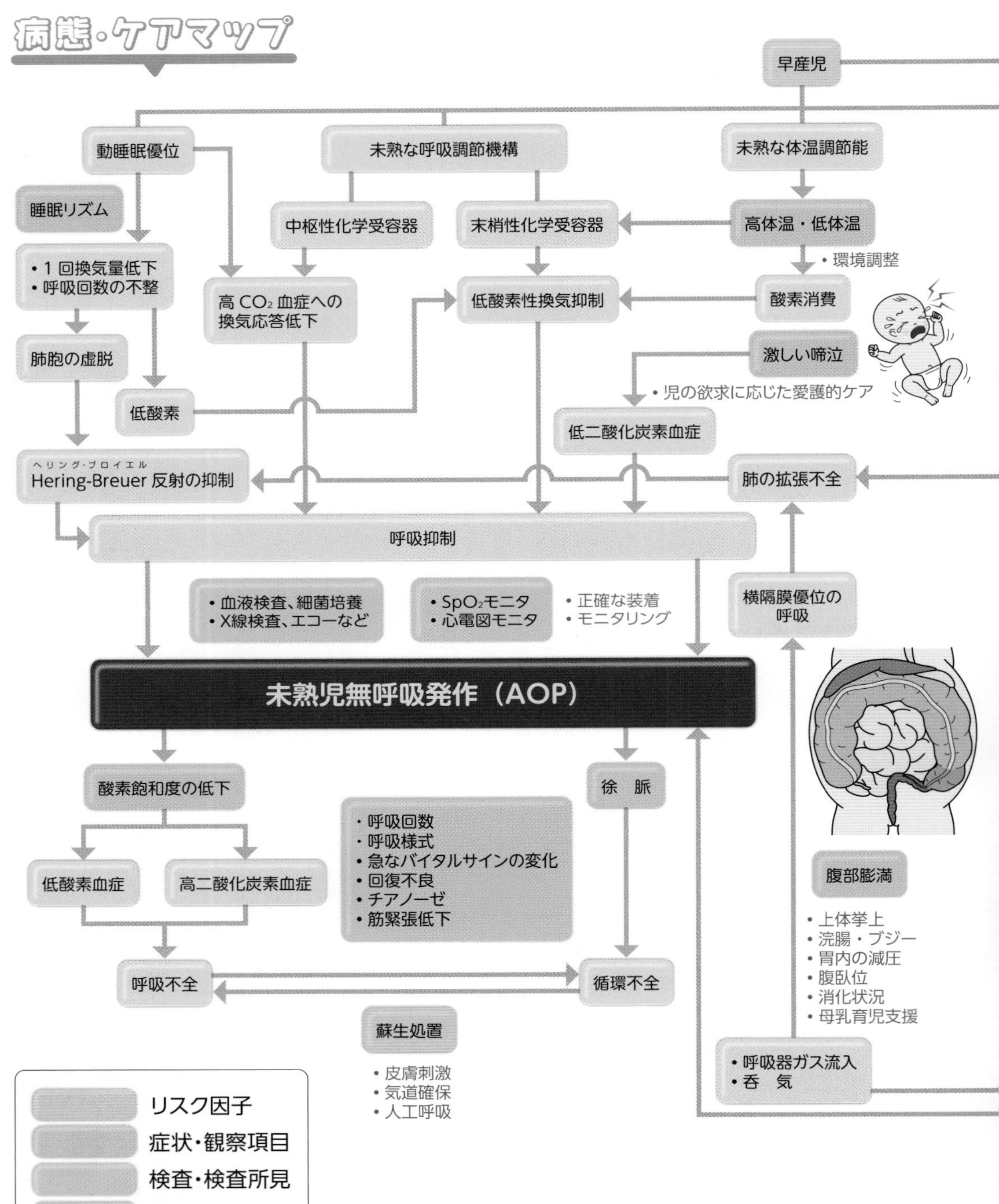

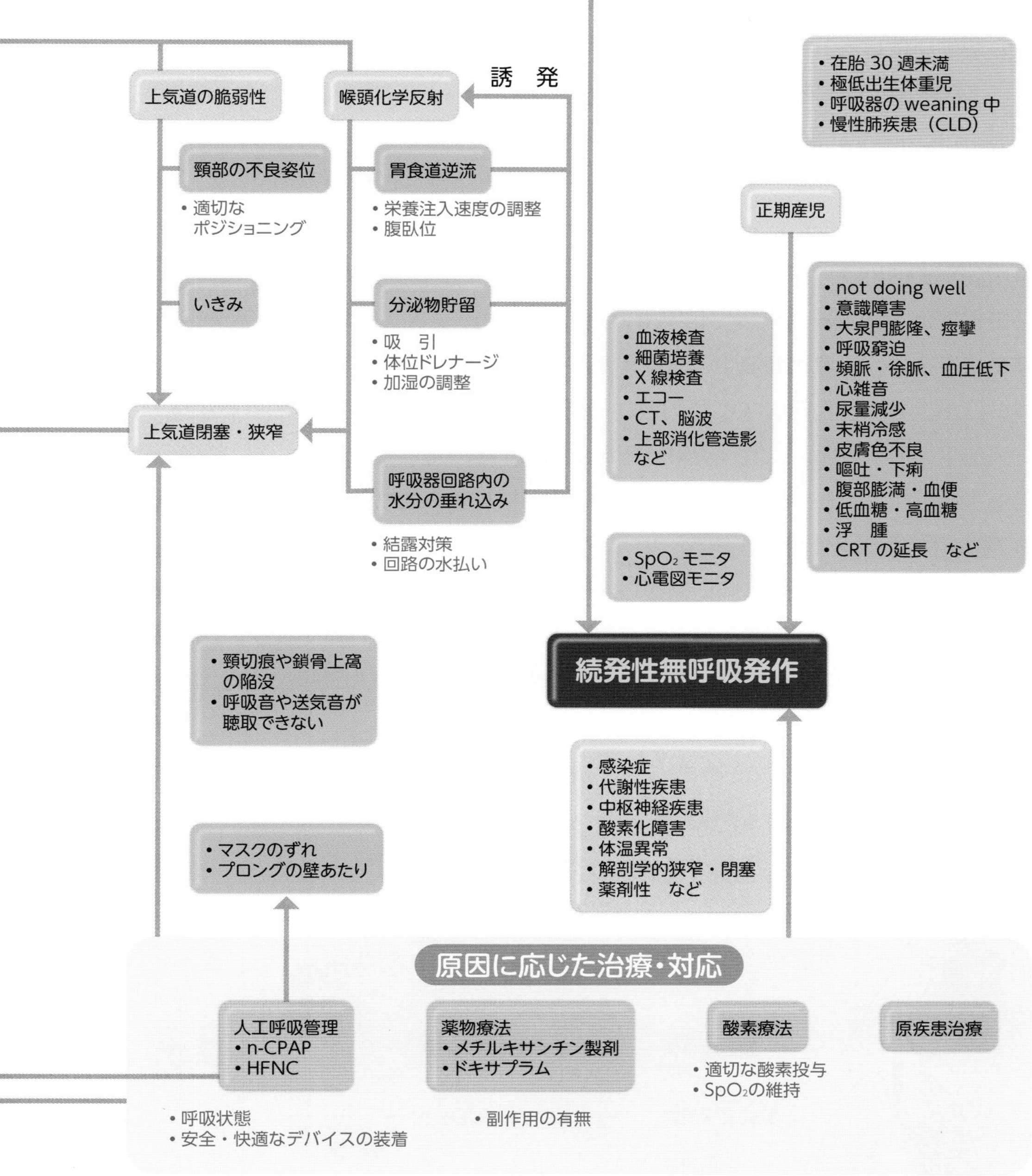
上気道の脆弱性
喉頭化学反射
誘　発
頸部の不良姿位
• 適切な
ポジショニング
胃食道逆流
• 栄養注入速度の調整
• 腹臥位
いきみ
分泌物貯留
• 吸　引
• 体位ドレナージ
• 加湿の調整
上気道閉塞・狭窄
呼吸器回路内の
水分の垂れ込み
• 結露対策
• 回路の水払い
• 頸切痕や鎖骨上窩
の陥没
• 呼吸音や送気音が
聴取できない
• マスクのずれ
• プロングの壁あたり
• 在胎 30 週未満
• 極低出生体重児
• 呼吸器の weaning 中
• 慢性肺疾患（CLD）
正期産児
• 血液検査
• 細菌培養
• X 線検査
• エコー
• CT、脳波
• 上部消化管造影
など
• not doing well
• 意識障害
• 大泉門膨隆、痙攣
• 呼吸窮迫
• 頻脈・徐脈、血圧低下
• 心雑音
• 尿量減少
• 末梢冷感
• 皮膚色不良
• 嘔吐・下痢
• 腹部膨満・血便
• 低血糖・高血糖
• 浮　腫
• CRT の延長　など
• SpO₂ モニタ
• 心電図モニタ
続発性無呼吸発作
• 感染症
• 代謝性疾患
• 中枢神経疾患
• 酸素化障害
• 体温異常
• 解剖学的狭窄・閉塞
• 薬剤性　など
原因に応じた治療・対応
人工呼吸管理
• n-CPAP
• HFNC
• 呼吸状態
• 安全・快適なデバイスの装着
薬物療法
• メチルキサンチン製剤
• ドキサプラム
• 副作用の有無
酸素療法
• 適切な酸素投与
• SpO₂の維持
原疾患治療

（文献 1 を参考に作成）

呼吸の基礎

ヒトの呼吸中枢は延髄に存在し、呼吸中枢が刺激または抑制されることで呼吸を調整しています。呼吸中枢が刺激されると脊髄を介して、横隔膜や肋間筋を刺激し呼吸運動が促進されます。呼吸調整は３つのシステムで行われ、それぞれからさまざまな刺激・抑制を受けています**（図）**。

①高次の神経中枢による調整

延髄より高次の上位ニューロン（大脳皮質や視床下部など）から呼吸リズムなどの調整を受けています。

②化学受容器を介する調整

中枢性化学受容器と末梢性化学受容器の２つがあります。中枢性化学受容器は延髄に存在し、血液と髄液中の二酸化炭素分圧、pH を感知します。主に二酸化炭素分圧が上昇すると呼吸中枢が刺激されます。末梢性化学受容器は頸動脈小体で、動脈血中の酸素分圧、二酸化炭素分圧および pH を感知しています。主に酸素分圧の低下を感知すると、舌咽神経を介して呼吸中枢が刺激されます。

③機械受容器を介する調整

機械受容器は上気道から肺に存在します。特に気管支の平滑筋内には、気道内圧の変化を感知する拡張刺激受容器が存在します。吸気に伴って肺が拡張すると迷走神経を介して呼吸中枢を抑制します。その結果、吸気が終わり、呼気が始まります。

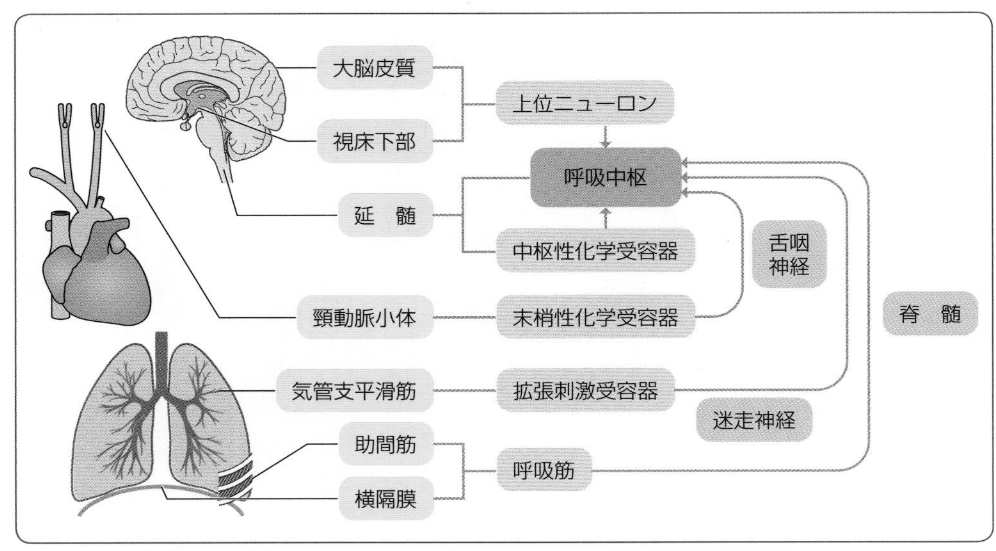

図　呼吸の調整

次に呼気に伴って肺胞が縮むと吸気が始まります。この一連の流れをHering-Breuer（ヘリング・ブロイエル）反射といいます。生後早期の新生児や早産児の呼吸は、この反射に大きく依存しています。

無呼吸発作とは？

無呼吸発作の定義は20秒を超える呼吸休止、あるいは20秒未満の呼吸休止であっても徐脈または、チアノーゼを伴うものとされています。

似た言葉で周期性呼吸がありますが、これは5～20秒の正常な呼吸と短い（20秒未満）無呼吸が交互に繰り返し起こるもので、徐脈やチアノーゼなどの症状を伴わないものとされています。無呼吸発作との区別が大切です。

無呼吸の分類

●原因による分類

原発性無呼吸と続発性無呼吸（症候性無呼吸）とに分かれます。早産児に見られる無呼吸の多くは、児の中枢神経、気道や肺の未熟性による呼吸調節障害が原因で起こる原発性無呼吸です。修正29週未満や1,000g未満の児ではほぼ頻発です。その後修正30週前半で徐々に頻度が低下し、修正34～35週では7%になります[2)]。続発性無呼吸は感染症（肺炎、敗血症）、中枢神経疾患（頭蓋内出血、新生児仮死、新生児痙攣）、呼吸器疾患（上気道狭窄、胎便吸引症候群〔MAS〕、気胸）、循環器疾患（低血圧、心血管系の異常）、消化器疾患（壊死性腸炎〔NEC〕、胃食道逆流症）、代謝性疾患（低血糖、電解質異常）、多血、貧血、高体温、低体温などが原因で生じます。

●病態による分類

①中枢性無呼吸、②閉塞性無呼吸、③混合性無呼吸の3つに分かれます。中枢性無呼吸とは、吸気努力が消失している状態です。閉塞性無呼吸とは、吸気努力はあるものの、上気道の閉塞によって有効な換気ができない状態です。混合性無呼吸とは、中枢性無呼吸と閉塞性無呼吸の両方の機序が関与して無呼吸となる場合です。混合性無呼吸が50～75%といわれています[3)]。正期産児の無呼吸発作は早産児に比べると頻度は極めて少なく、続発性無呼吸発作の可能性を考慮します。

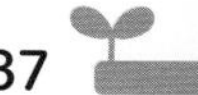

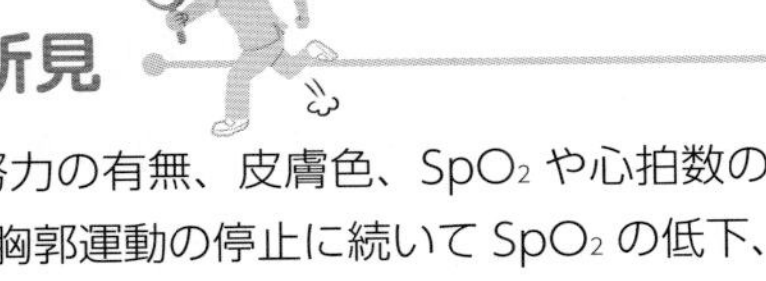

見逃せない所見

無呼吸発作が生じたら、呼吸休止の時間、呼吸努力の有無、皮膚色、SpO_2 や心拍数の低下の程度を観察します。中枢性無呼吸の場合は、胸郭運動の停止に続いて SpO_2 の低下、心拍数の低下を生じます。一方、閉塞性無呼吸は呼吸努力が続いた状態で酸素飽和度の低下、心拍数の低下が先行するのが特徴です。

さらに続発性無呼吸を示唆する症状である活気不良、発熱、嘔吐・嘔気などがないかを確認し、検査や治療介入を行うかどうかの判断材料にします。症状の悪化傾向がある場合は早目の介入が必要です。

検査・ケアのポイント

●検　査

無呼吸発作自体の臨床症状から原発性無呼吸と続発性無呼吸とを厳密に区別するのは困難で、スクリーニング検査が必要になります。血液検査として、血液ガス分析、電解質、血糖、乳酸、全血球計算、C 反応性蛋白（C-reactive protein；CRP）などを測定します。X 線検査で肺の病変や肺血管陰影、心胸郭比などを評価します。頭部エコー検査で頭蓋内出血、水頭症、脳室周囲白質軟化症（PVL）などの評価を行います。心エコー検査で動脈管や先天性心疾患の再評価を行います。

●発作時

軽症では足底刺激などの刺激を与えることで反応し、呼吸を再開します。しかし、刺激しても呼吸が再開しない場合に備え、酸素やマスク＆バッグを常備しておく必要があります。また多くの場合、数回の換気で呼吸再開し、酸素を必要とすることはまれです。

●予　防

⊙中枢性無呼吸

未熟な呼吸中枢は、低酸素血症よりも高二酸化炭素血症によってより刺激されます。そのため啼泣で低二酸化炭素血症が引き起こされると、逆に呼吸が抑制され無呼吸発作を認めることがあります。予防として啼泣時は早目になだめ、安静の保持を行います。さらに処置・ケア介入などによる刺激回数が最小限となるよう介入のタイミングを図り、ミニマルハンドリングを心掛けます。また経口哺乳時、嚥下に反応した迷走神経反射により無呼吸発作を生じることがあります。そのため、哺乳時は呼吸状態を踏まえて、授乳方法や授乳時の児の姿勢を工夫します。

⊙閉塞性無呼吸

分泌物貯留や頸部の屈曲などにより気道閉塞を生じることがあります。未熟な新生児は、気道閉塞により容易に換気不良に陥りますので、気道が確保されるような良肢位の保持を心掛けます。腹臥位の方が安定する児もおり、個々の症例に合ったポジショニングを見つけることが大切です。分泌物貯留による気道閉塞を予防するため、加湿や適切な吸引を行います。吸引により迷走神経反射を生じる無呼吸発作を引き起こす可能性がありますので、吸引カテーテルの挿入長、呼吸状態の観察を行いながら吸引を実施します。また、胃食道逆流（gastro esophageal reflux；GER）で無呼吸発作を引き起こすことがあります。ミルクの注入速度の調整を行いつつ、腹部所見を観察します。さらに浣腸・胃内の減圧などの腹部ケア、腹臥位保持を行うことで、GERのリスクを減らすことが可能です。

無呼吸の治療

スクリーニング検査にて続発性無呼吸の原因となり得る原疾患の存在が疑われたときは、無呼吸への対症療法へ移行して原疾患の治療が必要です。それでも無呼吸発作が改善しない場合、もしくは原発性と判断された場合は、メチルキサンチン製剤（アミノフィリン、カフェイン）・ドキサプラムなどの呼吸賦活薬の投与、呼気吸気変換方式経鼻式持続陽圧（nasal directional positive airway pressure；n-DPAP)、気管挿管・人工呼吸管理を考慮します。

先輩ナースへ報告するポイント

介入のタイミングが大事！

早産児の無呼吸発作は経過が大切です。突然全身チアノーゼを伴い、回復に時間がかかる発作もありますが、多くの場合は徐々に発作の程度が悪化します。軽症のうちから先輩ナース、医師と話し合い 、どの時点で介入を行うかを決めておくと、介入が遅れ重症になるリスクが回避されます。また報告する際は、無呼吸以外の随伴症状の有無などの所見も併せて報告するようにしましょう。

正期産児の無呼吸発作は続発性無呼吸発作の可能性が高く、原疾患への対応が必要です。早目に報告しましょう。

引用・参考文献

1）北野裕之ほか．無呼吸発作．Neonatal Care．31（8），2018，726-7．
2）Robertson, CM. et al. Outcomes for the extremely premature infant : what is new? And where are we going?. Pediatr Neurol. 40（3）, 2009, 189-96.
3）Stokowski, LA. A primer on Apnea of prematurity. Adv Neonatal Care. 5（3）, 2005, 155-70.

聖隷浜松病院新生児科 **宮原直之** みやはら・なおゆき

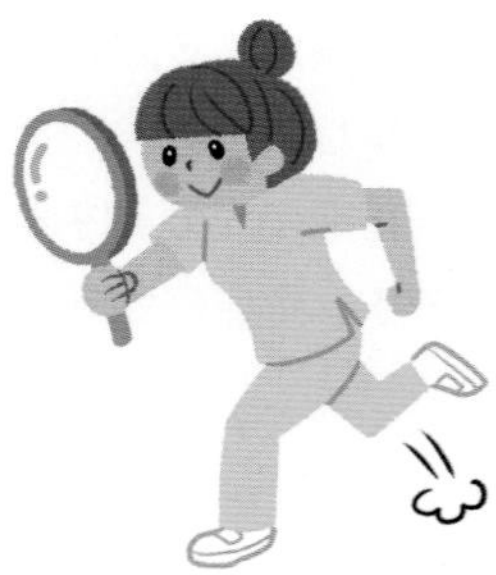

MEMO

4 胎便吸引症候群（MAS）

病態・ケアマップ

予定日超過

胎児発育不全（FGR）

母体発熱

帝王切開

胎児心拍異常

新生児仮死

・胎児心拍異常
・胎児徐脈
・胎児頻脈

分娩異常

低酸素

胎便排出

羊水混濁

胎便吸引＝胎便吸引症候群（MAS）

・気道が細い
・胸郭が軟らかい
・肺が虚脱しやすい
・死腔が大きい

機械的閉塞

化学的刺激

炎　症

感　染

サーファクタント不活化

新生児蘇生

蘇生処置・介助

・啼泣（なし）
・無呼吸
・徐脈（心拍数〔HR〕<100）

・努力呼吸
・チアノーゼ（SpO_2〔経皮的動脈血酸素飽和度〕上昇不良）

臍帯血液ガス検査

呼吸障害

低酸素血症

アシドーシス

・呻　吟
・陥没呼吸
・多呼吸
・チアノーゼ

肺血管抵抗が下がりにくい

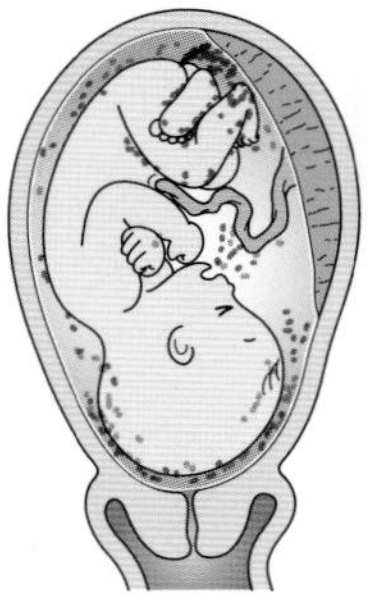

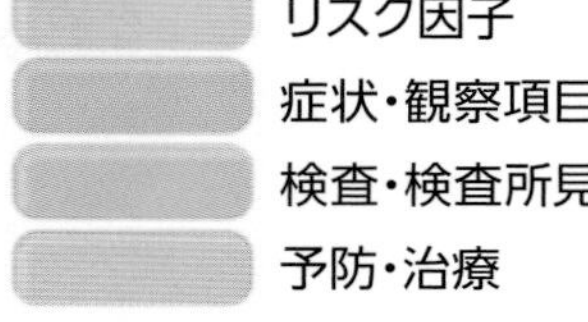

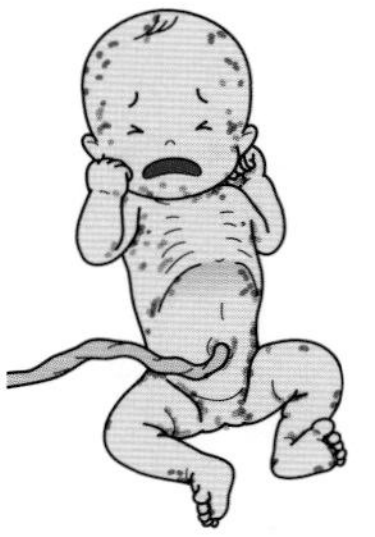

	リスク因子
	症状・観察項目
	検査・検査所見
	予防・治療
赤　字	：看護（ケア）

化学性肺炎 → 呼吸管理
・n-CPAP
・同調式間欠的強制換気（SIMV）〔+圧支持（PS）〕

血液ガス
経皮モニター

→ 肺洗浄

細菌性肺炎

培養検査 → 抗菌薬投与

2次性呼吸窮迫症候群（RDS） → 人工肺サーファクタント投与

代謝性アシドーシス → 炭酸水素 Na 補正

血液ガス検査

エアリーク → 胸腔穿刺・胸腔ドレーン留置
→ 鎮　静

・胸郭膨隆
・血圧低下
・HR 低下
→ 高頻度振動換気（HFO）

X 線検査

・体動・啼泣
・気管吸引

新生児遷延性肺高血圧症（PPHN） → 容量負荷
→ 強心薬

SpO_2 上下肢差 → ・血管拡張薬
・一酸化窒素（NO）吸入療法

エコー検査

肺胞気動脈血酸素分圧（$A\text{-}aDO_2$） → 膜型人工肺（ECMO）

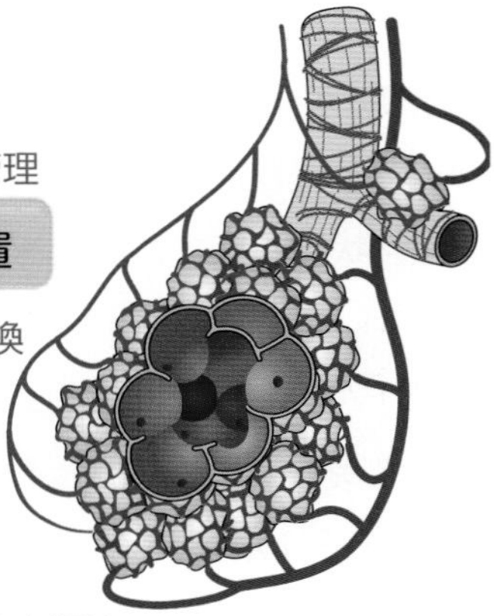

・酸素濃度調節
・気管吸引

ドレーン管理

体位変換

（←）酸素濃度調節

体温調節

安静保持

ミニマルハンドリング

ファミリーケア

胎便吸引症候群（MAS）とは？

胎便吸引症候群（meconium aspiration syndrome；MAS）は、正期産児に多く、羊水混濁を認める新生児の呼吸障害という以外に、病態が十分に解明されていない疾患です。

鑑別疾患として細菌性肺炎、敗血症、呼吸窮迫症候群（RDS）〔サーファクタント成熟障害を含む〕、新生児一過性多呼吸（transient tachypnea of the newborn；TTN）があります。また、先天性心疾患として総肺静脈還流異常（total anomalous pulmonary venous return；TAPVR）や先天性代謝異常症も鑑別疾患に挙げられます。

MAS 発症リスクとして予定日超過、分娩異常、胎児心拍異常（胎児徐脈、胎児頻脈）、未経産、帝王切開、母体発熱、胎児発育不全（fetal growth restriction；FGR）が挙げられます[1)]。

胎便の排泄は、臍帯圧迫や低酸素により胎児の交感神経が刺激され、同時に迷走神経の緊張が高まり消化管蠕動が亢進し、肛門括約筋が弛緩することで生じます。低酸素状態が続き、あえぎ呼吸を来した際や出生直後の最初の啼泣時に胎便を吸引します。

2012 年に Fischer らが行った、フランスで出生した 13 万人の新生児を対象とした大規模データによる解析によると、正期産児における羊水混濁の頻度は在胎 37 週の 3.1% 在胎 42 週の 13.9% と、週数が進むほどに増加しました。MAS の発症頻度も同様で、在胎 37 週の 0.2% から在胎 41 週の 0.7% に増加し、在胎 42 週では 2.3% と高率でした[2)]。

胎便には唾液、胃液、膵液、胆汁などの消化液、細胞の残骸、胎毛、胎脂、消化管から分泌されたホルモン、免疫物質など非常に多数の物質が含まれます。気道閉塞、化学刺激、炎症、肺サーファクタントの不活化、感染によって、呼吸障害、低酸素血症、アシドーシスを来します。さらに気胸や遷延性肺高血圧症（persistent pulmonary hypertention；PPHN）を合併することで重症化します。

Fischer らの報告によると 241 例の MAS 症例に対し、呼吸管理として酸素投与のみが 60%、従来型人工換気が 29%、高頻度振動換気（high freguency oscillation；HFO）が 7%、経鼻的持続気道陽圧（n-CPAP）が 1% でした。人工呼吸管理や n-CPAP を必要とした重症 MAS 89 例において人工肺サーファクタント投与が 40%、抗菌薬投与が 90%、一酸化窒素（NO）吸入療法が 20%、膜型人工肺（extracorporeal membrane oxygenation；ECMO）による管理は2%でした。気胸の合併は11%、PPHNの合併は16%でした[2)]。

MASに対する希釈サーファクタントによる肺洗浄の方法として、人工肺サーファクタント1バイアルを生理食塩水20〜25mLに溶解し、1回15mL/kgを気管に投与し3回ほどバギングした後にしっかり気管吸引を行います[3)]。肺洗浄の際に徐脈や経皮的動脈血酸素飽和度（SpO_2）低下を来すことが多く注意が必要です。肺胞気動脈血酸素分圧（alveolar-arterial oxygen tension difference；$A\text{-}aDO_2$）が300mmHg以上の症例に対し、希釈サーファクタントによる肺洗浄を行うことで死亡またはECMO治療の複合転帰のリスクを有意に低下させますが、無効例ではECMO治療が必要となる可能性が高くなります[4)]。

MASは二次的に細菌性肺炎を来し、呼吸障害が重症化するといわれています。本来、胎便は無菌ですが、母親の発熱や前期破水などの子宮内感染を示唆する所見があれば細菌感染が否定できないため血液培養検査を行い、抗菌薬を投与します。

最近の研究では、Toll-likeレセプターを介した自然免疫による反応と胎便自体が補体系を活性化する反応の2つにより炎症を来すメカニズムがMASの原因として考えられています[5)]。

日本版新生児蘇生法ガイドライン（neonatal cardio-pulmonary resuscitation；NCPR）では、MASが疑われても自発呼吸がない、もしくは心拍数100回／分未満なら陽圧換気を行います。羊水混濁を認めてもルチーンに気管吸引をする必要はありませんが、気管挿管に熟練していれば行って差し支えありません。

欧米の新生児蘇生法ガイドライン（neonatal resuscitation program；NRP）2010では、努力呼吸もしくはチアノーゼを認めるときにマスクCPAPを行うことが推奨され、気胸の増加が問題視されています[6)]。これに対し、NCPR2010以降の日本版ガイドラインでは、努力呼吸とチアノーゼの両方を認めるときにマスクCPAPを行うことが推奨されていますが、菱川らはMASが多い在胎39週以上の正期産児で気胸は増えなかったと報告しています[7)]。ただし、気胸のリスクを考慮するとCPAP圧が6cmH_2Oを超えないことが重要です[7)]。

見逃せない所見

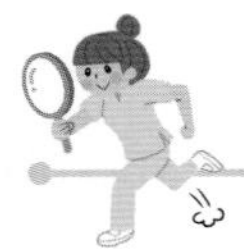

●黄　染

羊水混濁の有無・程度、皮膚（胎脂）、爪、臍帯の黄染の有無・程度を確認します。羊水混濁を生じて 6 時間で爪が黄染し、胎脂は 12～14 時間で黄染します[8]。

●チアノーゼ

チアノーゼを客観的に評価するために SpO_2 モニターを装着します。基本的には SpO_2 を 98% 以上、少なくとも 95% 以上に保つように酸素濃度を調節します。PPHN 合併に対し常に注意が必要で、SpO_2 の上下肢差の有無を確認します。動脈管の影響を考慮して、右手といずれかの下肢にプローブを装着するのが一般的です。

●徐　脈

突然の徐脈、努力呼吸の増強、SpO_2 低下、患側の胸郭の膨隆、持続する低血圧を認めるときには気胸を疑う必要があります。

検査・ケアのポイント

出生時の Apgar スコアに加え、臍帯血の血液ガス（pH 低下、塩基過剰〔base excess；BE〕低下）は、新生児仮死の重症度評価として重要であり、低酸素性虚血性脳症に対する低体温療法の適応基準に含まれています[9]。また、臍帯血の脳性ナトリウム利尿ペプチド（brain natriuretic peptide；BNP）や N 末端プロ脳性ナトリウム利尿ペプチド（N-terminal pro-brain natriuretic peptide；NT-proBNP）の上昇は、循環障害を反映します。

NICU 入院時、心拍モニタを装着し、心拍数や呼吸数をモニタリングします。MAS は気胸を合併するリスクがあり、突然の徐脈の出現、高度徐脈の持続には注意が必要です。SpO_2 モニタで酸素化を評価し、経皮モニタや血液ガスの CO_2 値から換気能を評価します。重症度に応じて高流量経鼻酸素カニューラ（high flow nasal cannula；HFNC）、n-CPAP、同調式間欠的強制換気（synchronized intermittent mandatory ventilation；SIMV）による呼吸管理を行います。早期に n-CPAP 管理を開始することで挿管や人工肺サーファクタント投与を回避でき、酸素投与期間を短くできる可能性があります[10]。pH 低下、BE 低下などの代謝性アシドーシスがあれば炭酸水素ナトリウム（メイロン®）による補正を行います。酸素化が不良で、SpO_2 の上下肢差を認めるときには PPHN の合併が考えられます。

心臓エコー検査で心室中隔の平坦や圧排、三尖弁逆流、肺血流の肺高血圧パターン、動脈管や心房間の右左シャントの確認を行い PPHN の診断を行います。その際にTAPVRなどの先天性心疾患を除外します。

入院時から体温のモニタリングは大切で、体温が低ければ肺血管抵抗上昇につながり、体温が高過ぎると多呼吸になり呼吸障害を助長させるため、体温の適切な維持が重要です。気胸やPPHNの発症予防、重症化予防、再発防止には安静保持、ミニマルハンドリングに努め、酸素濃度を無理に下げ過ぎないことが重要です。気管吸引時に酸素濃度を上げ、気管吸引時の落ち込み軽減のために複数の看護師で、もしくは医師と情報共有しながら協力して気管吸引を行いましょう。

安静保持が難しく落ち込みが大きいときにはフェノバルビタール、塩酸モルヒネ、フェンタニールなどの鎮静薬による鎮静を行います。循環を安定させるため生理食塩水などによる容量負荷、強心薬投与、そしてPPHNに対する治療として肺血管抵抗を下げるために血管拡張薬の投与やNO吸入療法を行います。

X線検査で肺の開き具合、心臓の大きさ、気胸、縦隔気腫の有無を評価します。緊張性気胸を合併したら胸腔穿刺を行い、胸腔ドレーンを留置し持続脱気を行った場合は、定期的にドレーントラブルがないか確認しましょう。

MASは重症化し、入院が長期化する可能性があり、入院時から母親のみならず家族への心理面のサポートが必要になります。医師、看護師だけでなく臨床心理士、医療ソーシャルワーカーなど多職種で協力してファミリーケアに努めることが必要です。

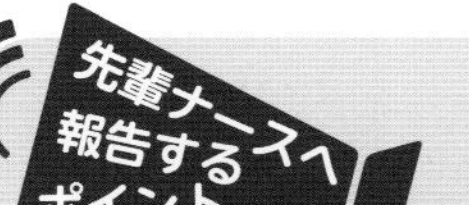

SpO_2低下や徐脈

ディベロプメンタルケアを活用して安静保持に努めても啼泣や体動の増加によりSpO_2低下や徐脈を来しやすいときには、先輩ナースに相談しましょう。安静保持が難しいときは薬剤投与による鎮静が必要になることが少なくないため、鎮静による合併症として無気肺や褥瘡のリスク、その対応について先輩ナースと十分に情報共有をしましょう。

気管吸引時のSpO_2低下の回復に時間がかかるときには、上述のように先輩ナースらと複数で対応した方がベターです。突然の徐脈、それに伴う著しいSpO_2低下を認めるときは緊張性気胸の合併が疑われます。胸腔穿刺のための器具、機器の準備、処置の介助のポイント、持続脱気となれば胸腔ドレーン管理に関する注意点を先輩ナースから教えてもらいましょう。

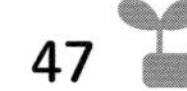

引用・参考文献

1) Oliveira, CPL. et al. Meconium aspiration syndrome：risk factors and predictors of severity. J Matern Fetal Neonatal Med. 32 (9), 2019, 1492-8.
2) Fischer, C. et al. A Population-Based Study of Meconium Aspiration Syndrome in Neonates Born between 37 and 43 Weeks of Gestation. Int J Pediatr. 2012, doi：10.1155/2012/321545.
3) Dargaville, PA. et al. Randomized controlled trial of lung lavage with dilute surfactant for meconium aspiration syndrome. J Pediatr. 158 (3), 2011, 383-9.
4) Hahn, S. et al. Lung lavage for meconium aspiration syndrome in newborn infants. Cochrane Database Syst Rev. 30 (4), 2013, CD003486.
5) Lindenskov, PH. et al. Meconium aspiration syndrome: possible pathophysiological mechanisms and future potential therapies. Neonatology. 107 (3), 2015, 225-30.
6) Smithhart, W. et al. Delivery Room Continuous Positive Airway Pressure and Pneumothorax. Pediatrics. 144 (3), 2019, doi：10.1542/peds.2019-0756.
7) Hishikawa, K. et al. Pulmonary air leak associated with CPAP at term birth resuscitation. Arch Dis Child Fetal Neonatal Ed. 100 (5), 2015, F382-7.
8) Fanaroff, AA. Meconium aspiration syndrome：historical aspects. J Perinatol. 28 Suppl 3, 2008, S3-7.
9) 田村正徳ほか．本邦における新生児低酸素性虚血性脳症に対する低体温療法の指針．厚生労働科学研究費補助金（成育疾患克服等次世代育成基盤研究事業）．重症新生児のアウトカム改善に関する多施設共同研究：Consensus 2010 に基づく新しい日本版新生児蘇生法ガイドラインの確立・普及とその効果の評価に関する研究．2010，5p.
10) Pandita, A. Effect of Nasal Continuous Positive Airway Pressure on Infants with Meconium Aspiration Syndrome：A Randomized Clinical Trial. JAMA Pediatr. 172 (2), 2018, 161-5.

国立病院機構仙台医療センター小児科医長　**千葉洋夫**　ちば・ひろお

MEMO

5 慢性肺疾患（CLD）

病態・ケアマップ

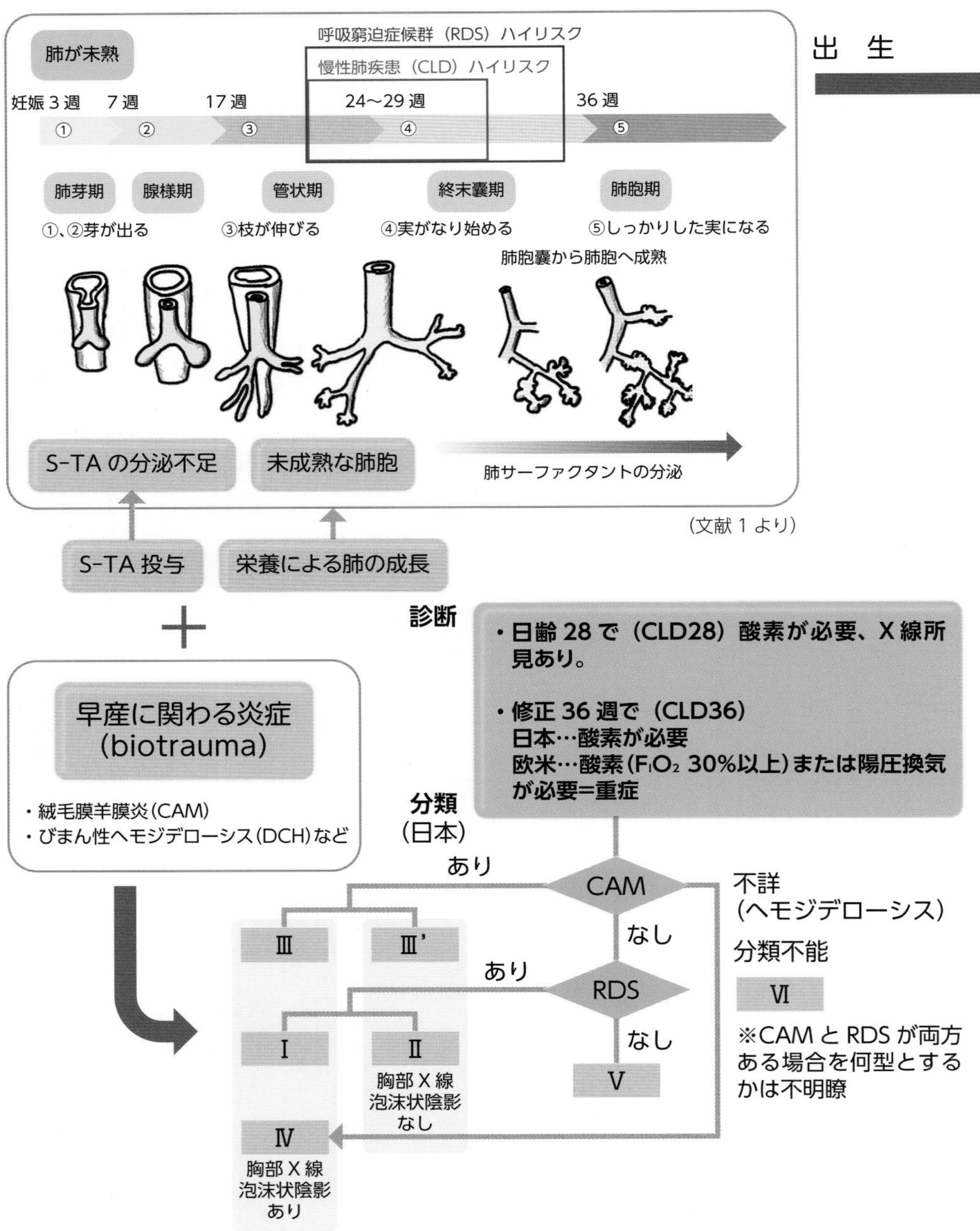

※欧米では F_IO_2 30% 以下は中等症である。
欧米＝NICHD
(National Institute of Child Health and Human Development)

人工呼吸器によるダメージ

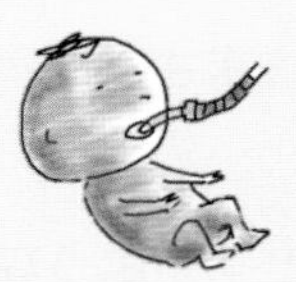
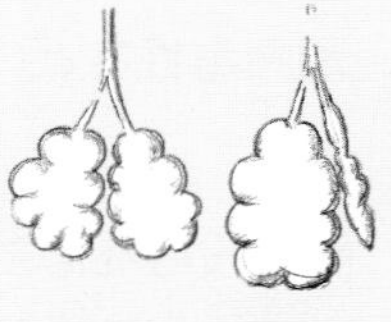
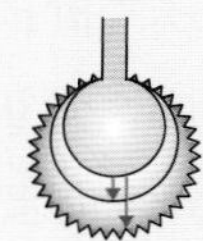

- 酸素毒性
- 無気肺損傷 (atelectrauma)
- 容量損傷 (volutrauma) ＞ 圧損傷 (barotrauma)
- 生後の感染
  - ・呼吸器関連肺炎、VAP など

酸素毒性
- ・呼吸状態の確認
- ・安全・快適なデバイスの装着

SpO₂ の目標値と調整 85〜95%

無気肺損傷

高い呼気終末持続陽圧（PEEP）／平均気道内圧（MAP）

容量損傷

なるべく少ない1回換気量
- ・高頻度振動換気（HFO）
- ・同調式間欠的強制換気（SIMV）（1回換気量を最低限に）
- ・volume gurantee モード

- ・ステロイド静注／吸入
- ・ヒドロコルチゾン／デキサメタゾン
  - ・副作用の有無チェック
  - ・モニタリング

圧損傷

陽圧換気自体をやめる
- ・早期抜管

自発呼吸（陰圧換気）を生かした管理
- ・カフェイン
- ・圧支持換気（PSV）メインの換気
- ・NAVA

生後の感染
- ・呼吸器回路内加湿
- ・ポジショニングによる安静保持
- ・適切な気管内吸引
- ・呼吸リハビリ（排痰）
- ・体格に合ったリークの少ない挿管チューブを用いる
- ・感染管理

凡例	
	リスク因子
	症状・観察項目
	検査・検査所見
	予防・治療
赤　字	：看護（ケア）

新生児慢性肺疾患（CLD）とは？

慢性肺疾患（chronic lung disease；CLD）は、発達途中の未熟な肺に、子宮内や出生後の感染、人工呼吸器管理による肺損傷、酸素毒性などのさまざまな侵襲が加えられることによって発症する肺障害です[2)]。

その定義は、「先天奇形を除く肺の異常により、酸素投与を必要とするような呼吸窮迫症状が新生児期に始まり、日齢 28 を超えて続くもので、かつ胸部 X 線写真でびまん性の不透亮像や泡沫状陰影といった異常を伴うもの」とされています。重症度は、酸素がいつまで必要かによって分類されており、日本では修正 36 週以降も続いていれば重症 CLD と分類されます[1、3)]。

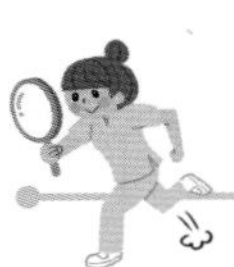

見逃せない所見

①酸素化・換気不良、呼吸管理条件の変化

②胸部 X 線所見での“びまん性の不透亮像”（図 1）と“泡沫状陰影（bubbling）”（図 2）

赤ちゃんの呼吸の変動と X 線所見の変化が、CLD の状態変化を観察していく上で重要です。日本では、呼吸窮迫症候群（respiratory distress syndrome；RDS）、子宮内炎症（絨毛膜羊膜炎〔chorioamnionitis；CAM〕）、胸部 X 線（bubbling）の有無の 3 つの要素で、病型を分類しています（「病態・ケアマップ（p.50）」診断・分類）。

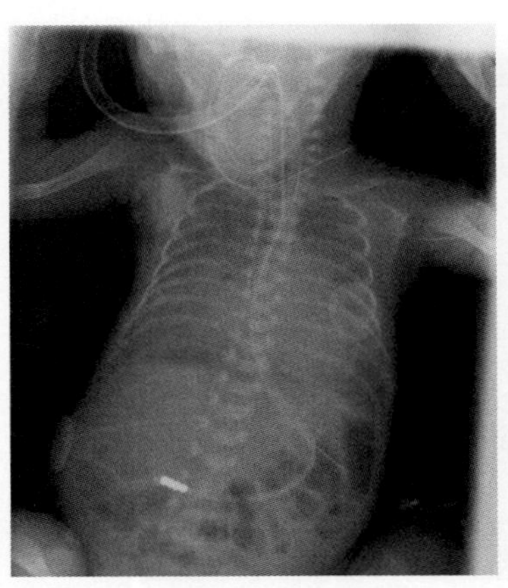

図 1 びまん性不透亮像

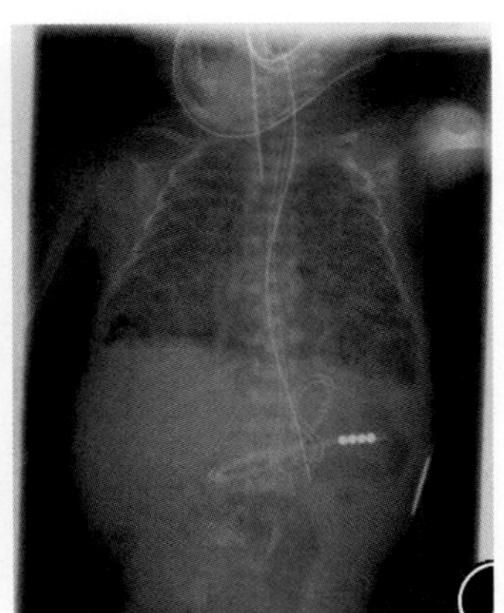

図 2 泡沫状陰影

検査・ケアのポイント

CLD 対策は、“肺へのダメージを減らすこと”と“肺を育てること”の 2 つになります。肺を育てることは、栄養をしっかり取ることや早産自体を防ぐことです。

ダメージを減らすためには、ダメージがどのように起こるかを知ることが重要です。「病態・ケアマップ（p.51）」中に“肺へのダメージの機序（ピンク）”とそれに対する“CLD 対策（オレンジ）”を記載しました。それぞれについて以下で解説します。

●肺が未熟

肺が未熟であるとは、肺サーファクタントの分泌が不足している病態と、肺胞が未成熟で数も少ない病態のことです。

⦿肺サーファクタントの分泌不足：新生児呼吸窮迫症候群（RDS）の病態

肺サーファクタントがないと肺は縮んでしまいやすく、呼吸が苦しくなります。人工肺サーファクタントをなるべく早期（生後 2 時間以内）に投与し、不足時は追加投与する方が、CLD が減少するといわれています[4)]。

⦿肺胞が未成熟

未成熟で少ない肺胞を使って呼吸をしなければならないことで、人工呼吸によるダメージが起こりやすいといえます。

●人工呼吸器によるダメージ

人が通常呼吸する際、横隔膜や肋間筋が収縮することで、胸郭全体が広がり、胸腔が陰圧になることで肺が膨らみます（陰圧換気）。一方で、人工呼吸器で呼吸する際は、機械により肺へ吸気が送り込まれることで肺が膨らみます（陽圧換気）。陽圧換気による呼吸の方が、陰圧換気よりも肺にダメージが蓄積されやすいとされています。この人工呼吸器によるダメージを分類すると、酸素毒性、無気肺損傷（atelectrauma）、容量損傷（volutrauma）が挙げられます。また他に人工呼吸器に関連する要素として、感染症（呼吸器関連肺炎など）があります。

⦿酸素毒性

酸素は必要ですが、酸素自体の毒性が CLD の原因であることが古くから報告されているので、過度な酸素投与は避けるべきです。出生後早期（生後 1 週間以内）は、経皮的動脈血酸素飽和度（SpO_2）を 95%以上にせずに管理する方が、CLD や未熟児網膜症が減るので推奨されています。一方で、生後 3 週間以降に目標 SpO_2 を 85～89%に設定した群と 91～95%とした群を比較した研究では、低い SpO_2 目標値の方が CLD は減少する一方で、死亡する児の割合が増えるという研究も出ており[5)]、低過ぎる酸素濃度を許容することへの懸念もあります。SpO_2 値は変動していることも多いので、適正な目標値は呼吸状態の変動の程度と合わせて、症例ごとに決めていくことが大切です。

⦿無気肺損傷

未熟な肺は縮んでしまいやすく、いったん縮んでしまうと再度膨らませる場合にはより大きな力が必要になります。肺の拡張が悪い状態で肺を無理矢理拡張させ続けると、そのたびに肺胞が虚脱と拡張を繰り返し肺がダメージを受けます。いずれ虚脱した肺胞と傷んで拡張した肺胞が混在した状態（「病態・ケアマップ」p.50）となり、よりダメージは蓄積されやすくなります。これが無気肺損傷と呼ばれる状態です。

十分な呼気終末持続陽圧（positive end-expiratory pressure；PEEP）や平均気道内圧（mean airway pressure；MAP）を保つことで肺胞の虚脱を防ぐことが何より大切です。

MAP や PEEP を安定して保つためには、①安静が保たれるようなポジショニングを行うこと、②肺が虚脱しにくいようにスムーズな気管吸引を行うこと、③呼吸器回路内の加湿を適正に保ち排痰を促すこと、④体格に合ったリークの少ない挿管チューブを用いることが重要で、看護ケアの役割が大きいところです。

⦿容量損傷

呼吸器による陽圧換気の悪い要素として、圧が高いことそのものによる損傷（barotrauma）が原因と長らく考えられてきましたが、圧そのものではなく過剰な圧で肺を過伸展させることによる損傷（＝容量損傷）が原因であると分かってきました。つまり 1 回換気量を最小限に保つことが、肺を守る上で大切です。

1 回換気量を最小限に保つ方法として、1 回換気量をよく観察しながら最大吸気圧（peak inspiratory pressure；PIP）を調整する方針、少ない 1 回換気量で呼吸することを目指した高頻度振動換気（high frequency oscillation；HFO）、1 回換気量を保った状態で呼吸器が自動で圧を変動させる VG（volume guarantee）モードなどの呼吸器設定があります。

また NAVA（neurally adjusted ventilatory assist）という、横隔膜の動きを感知して自発呼吸に合わせようとすることで、陽圧呼吸の負担を減らそうと開発されたモードがあり、近年注目されています。

いずれの換気モードで赤ちゃんを見ていくとしても、過剰に肺を膨らませていないか、赤ちゃん自身の自発呼吸がどれくらい出てきていて、どれくらい呼吸器と仲良く過ごしてくれるかが大切です。赤ちゃんの胸郭の動きはもちろん、グラフィックモニタでの観察も駆使してケアしていくことが、看護ケアに求められるところです[6)]。

●早期抜管

上記のように人工呼吸管理にはさまざまなダメージの機序があるため、可能であれば早期に抜管する方が望ましいです。また、そもそも人工呼吸器を用いずに治療できないかという方針が、いろいろな国で検討・実施されています。挿管せずに持続気道陽圧（continuous positive airway pressure；CPAP）の陽圧のみで管理しようという方針や、一度挿管して人工肺サーファクタントを投与するがすぐに抜管するという方針（Intubate-Surfactant Extubation；INSURE）、栄養カテーテルを入れて人工肺サーファクタントを投与した後にマスクで陽圧をかける方法などがあります。

●薬物療法

抜管が困難でも、可能な限り陽圧換気の割合を減らし、自発呼吸（陰圧換気）を活かしていくことが大切です。カフェインの投与は、未熟児無呼吸発作への効果で早期抜管を目指すという側面のみならず、CLD を減らす効果もあることが報告されています[7)]。

また全身へのステロイド投与・吸入療法は、抗炎症作用が CLD に効果があると古くから期待されていますが、発達や感染リスクの懸念からまだ議論があります。生後 7～14 週間の時期のヒドロコルチゾン使用で、抜管成功率が上がるという報告も近年出てきており、今後の研究が望まれます[8～10)]。

●人工呼吸器関連肺炎

人工呼吸器関連肺炎（ventilator assosiated pneumonia；VAP）は、人工呼吸管理をしている限り、リスクがあります。感染症は肺を炎症に晒してしまう観点から防止したい病態であり、また発見が遅れると致命的になる可能性があります。呼吸器回路内の加湿が不足した場合、気道の線毛運動が阻害され、感染症のリスクは上がるので、適正に保つ必要があります。回路内の水滴の観察や温度設定など、医師と共に日々調整することが必要です。また、早期発見のためには、気管吸引物の量や性状、酸素濃度や PIP などの人工呼吸器条件、呼吸器に表示される気道抵抗などの継続的な観察が重要です。

先輩ナースへ報告するポイント

消化を助けるポジショニングや腹部処置

看護ケアが関わる要因をまとめると、ポジショニングによる安静保持、スムーズな気管吸引処置（肺虚脱の防止）、目標 SpO_2 に則した酸素の調整、呼吸器のモニタでの 1 回換気量の観察、呼吸器回路内加湿状態の観察などが挙げられます。普段のケアから CLD の対策で何を加えていくことが適切か、どうしたら赤ちゃんの肺を守れるかをチームで話し合う必要があります。肺を含め、赤ちゃんの成長を促すものは、十分な経腸栄養であり、消化を助けるようなポジショニングや腹部処置です。また、CLD の管理はときに数カ月におよぶため、家族を看護と医師の力でサポートしていくことを目指すことが大切です。

引用・参考文献

1) 岸上真. "呼吸窮迫症候群（RDS）、慢性肺疾患（CLD）". 病態・疾患別でまなぶ：新生児の薬剤. Neonatal Care 秋季増刊. 大阪, メディカ出版, 2018, 50-62.
2) 榎本真宏. "慢性肺疾患はどのように定義されているのですか。経過や治療、予後についても教えてください". 新生児の治療・ケア Q&A：早産・ハイリスク編. Neonatal Care 春季増刊. 大阪, メディカ出版, 205-10.
3) Isayama, T. et al. Revisiting the Definition of Bronchopulmonary Dysplasia：Effect of Changing Panoply of Respiratory Support for Preterm Neonates. JAMA Pediatr. 171（3）, 2017, 271-9.
4) 藤村正哲監. 新生児慢性肺疾患の診療指針. 大阪, メディカ出版, 2010, 127p.
5) Manja, V et al. Oxygen Saturation Targets in Preterm Infants and Outcomes at 18-24 Months：A Systematic Review. Pediatrics. 139（1）, 2017, pii：e20161609.
6) 榎本真宏. Auto-PEEP. Neonatal Care. 28（12）, 2015, 1160-6
7) Schmidt, B. Caffeine therapy for apnea of prematurity. N Engl J Med. 354（20）, 2006, 2112-21.
8) Baud, O et al. Effect of early low-dose hydrocortisone on survival without bronchopulmonary dysplasia in extremely preterm infants（PREMILOC）：a double-blind, placebo-controlled, multicentre, randomised trial. Lancet. 387（10030）, 2016, 1827-36.
9) Onland, W et al. Effect of Hydrocortisone Therapy Initiated 7 to 14 Days After Birth on Mortality or Bronchopulmonary Dysplasia Among Very Preterm Infants Receiving Mechanical Ventilation：A Randomized Clinical Trial. JAMA. 321（4）, 2019, 354-10.
10) Nakamura, T. et al. Early inhaled steroid use in extremely low birthweight infants：a randomised controlled trial. Arch Dis Child Fetal Neonatal Ed. 101（6）, 2016, F552-6.

愛仁会高槻病院新生児科医長 **岸上　真** きしがみ・まこと

同新生児科医長 **榎本真宏** えのもと・まさひろ

MEMO

{ 呼吸器系の疾患 }

6 気 胸

病態・ケアマップ

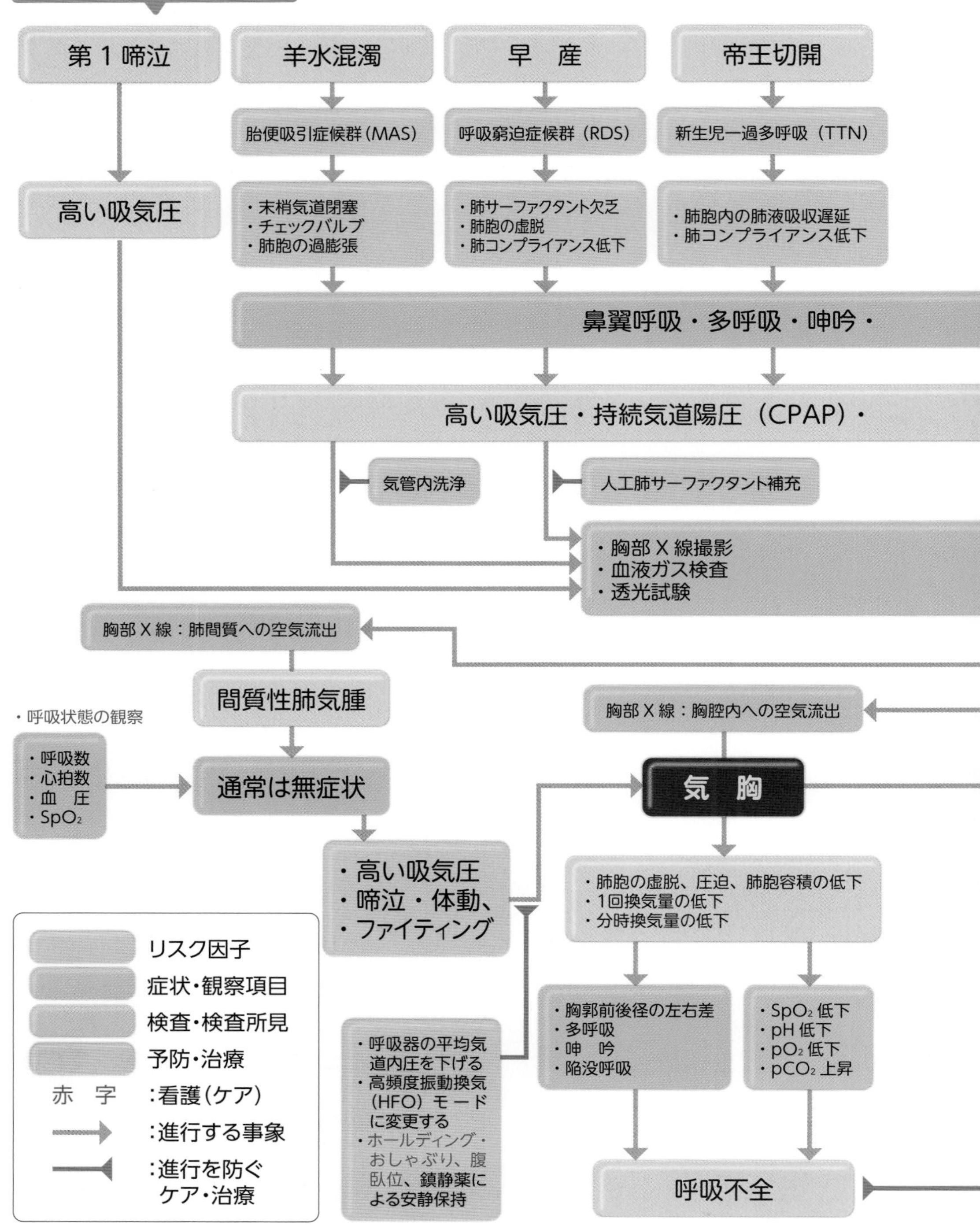

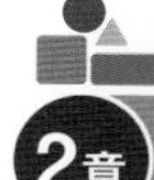

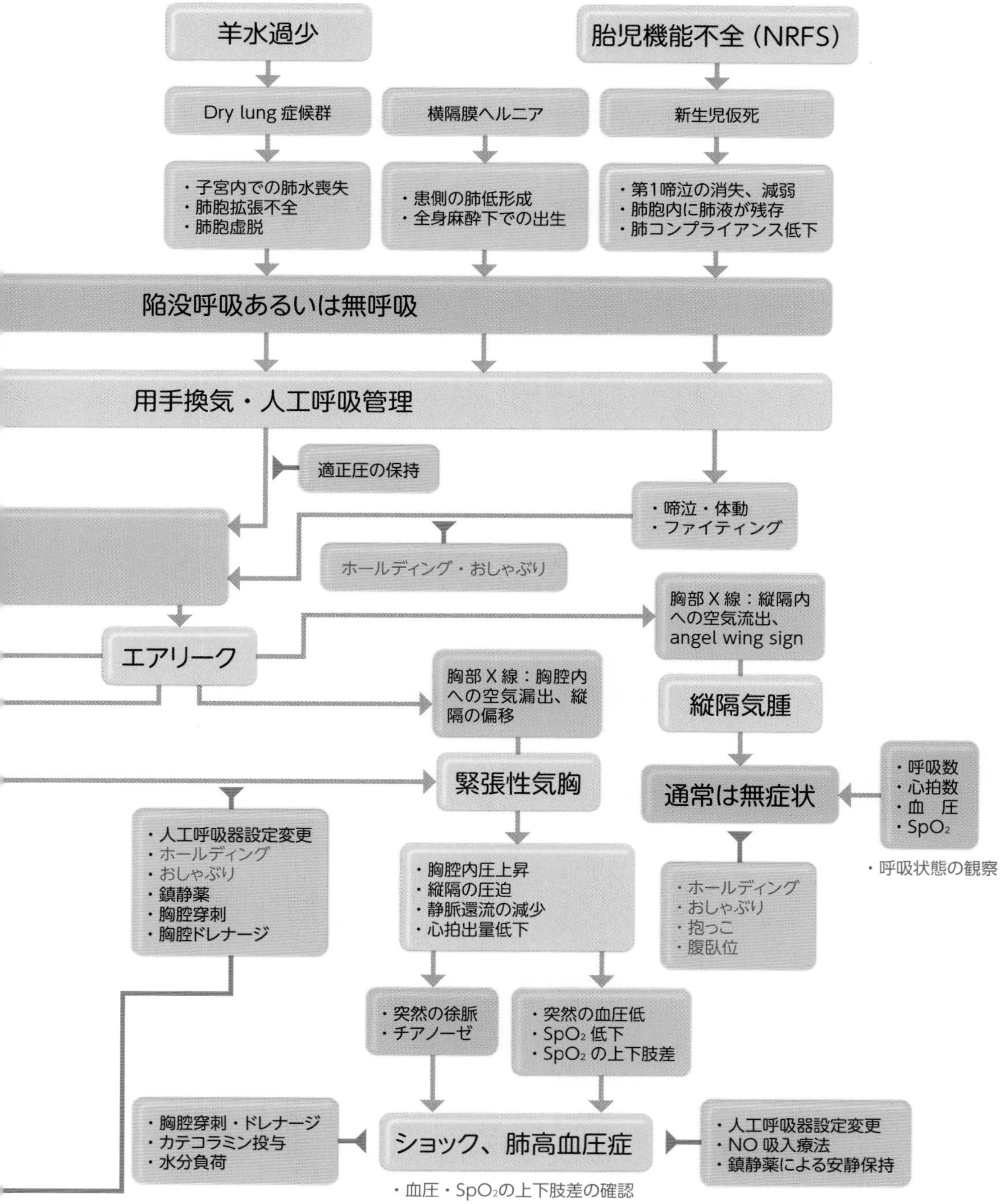

羊水過少

Dry lung 症候群

・子宮内での肺水喪失
・肺胞拡張不全
・肺胞虚脱

横隔膜ヘルニア

・患側の肺低形成
・全身麻酔下での出生

胎児機能不全（NRFS）

新生児仮死

・第1啼泣の消失、減弱
・肺胞内に肺液が残存
・肺コンプライアンス低下

陥没呼吸あるいは無呼吸

用手換気・人工呼吸管理

適正圧の保持

・啼泣・体動
・ファイティング

ホールディング・おしゃぶり

エアリーク

胸部X線：縦隔内への空気流出、angel wing sign

縦隔気腫

胸部X線：胸腔内への空気漏出、縦隔の偏移

緊張性気胸

通常は無症状

・呼吸数
・心拍数
・血　圧
・SpO_2

・呼吸状態の観察

・ホールディング
・おしゃぶり
・抱っこ
・腹臥位

・人工呼吸器設定変更
・ホールディング
・おしゃぶり
・鎮静薬
・胸腔穿刺
・胸腔ドレナージ

・胸腔内圧上昇
・縦隔の圧迫
・静脈還流の減少
・心拍出量低下

・突然の徐脈
・チアノーゼ

・突然の血圧低
・SpO_2 低下
・SpO_2 の上下肢差

・胸腔穿刺・ドレナージ
・カテコラミン投与
・水分負荷

ショック、肺高血圧症

・血圧・SpO_2の上下肢差の確認

・人工呼吸器設定変更
・NO 吸入療法
・鎮静薬による安静保持

気胸とは？

肺胞が破れて気道の外に空気が漏れ出た状態を肺エアリークと呼びます（**図1**）。漏れた空気が胸腔内にたまったものが気胸（**図2**）、縦隔にたまったものが縦隔気腫（**図3**）、肺の間質にたまったものが間質性肺気腫（**図4**）です。この他にも漏れた空気が心膜腔にたまる心嚢気腫、皮下にたまる皮下気腫、後腹膜にたまる気腹がありますが、まずは頻度の高い気胸、縦隔気腫、間質性肺気腫を知っておきましょう。

肺エアリークは新生児の1〜2%に認められ、0.05〜0.07%に症状が出ます。NICU入院児での発生率は、2〜8%と頻度が高くなります。

肺エアリークは出生直後と、呼吸器疾患で人工呼吸管理中（生後数日以内）の2つに発症のピークがあります。前者は第1啼泣時の高い気道内圧により、後者は胎便吸引症候群（MAS）、呼吸窮迫症候群（RDS）、新生児一過性多呼吸（TTN）、肺炎、肺低形成などに合併します。

気胸の症状は、鼻翼呼吸、多呼吸、呻吟、陥没呼吸、チアノーゼなどです。視診では胸郭の高さ（前後径）の左右差が特徴的です。聴診で呼吸音の左右差を聞き取ることは難しいとされています。診断は胸部X線で行います。またLEDライトを使った光透過性試験（トランスイルミネーション）も有用です。気胸があると、胸部に当てた光源からの光が胸部全体に広がって見えます。気胸と診断されても無症状であれば治療は不要です。症状がある場合は呼吸補助（酸素、持続気道陽圧〔CPAP〕、気管挿管による人工呼吸管理）を行い、リーク量が多い場合は、胸腔内

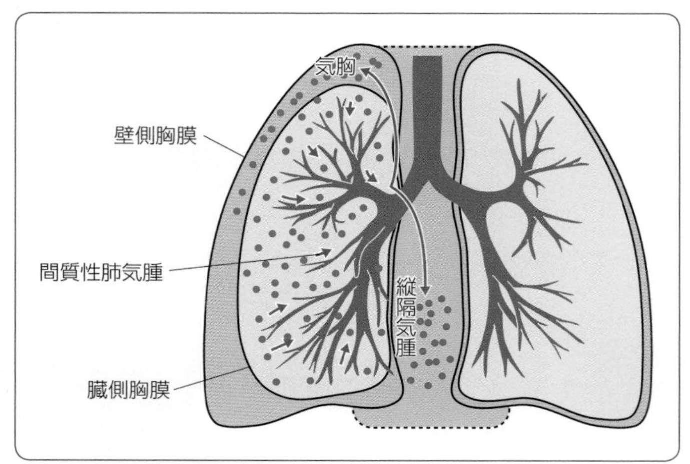

図1 エアリークの種類

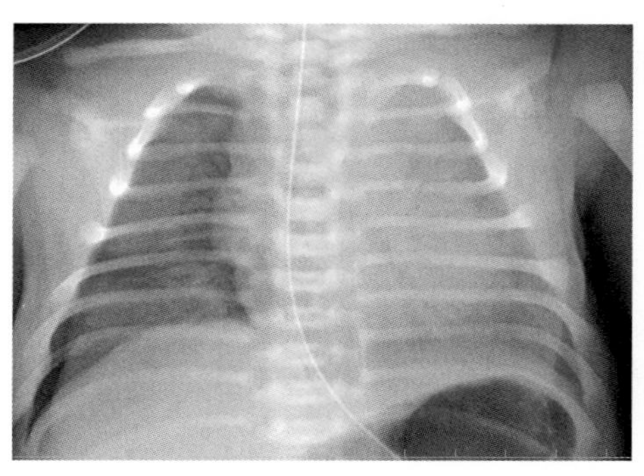
◀図2▶ 気　胸

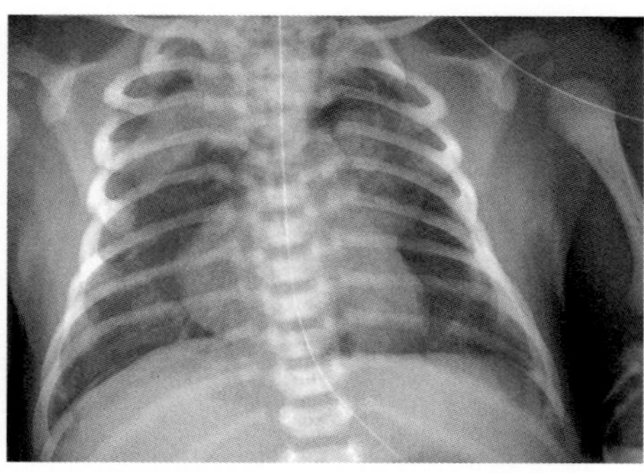
◀図3▶ 縦隔気腫

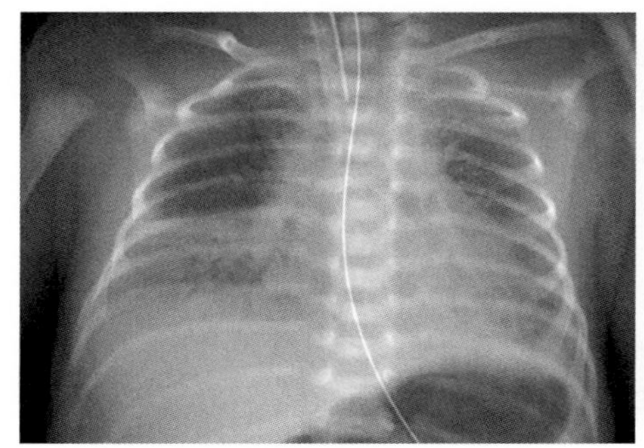
◀図4▶ 間質性肺気腫

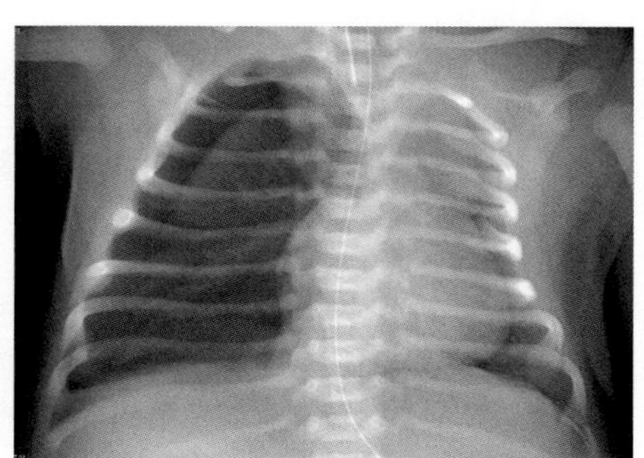
◀図5▶ 緊張性気胸

にたまった空気を胸腔穿刺により脱気します。胸腔穿刺後も、さらに進行する気胸や、胸腔にたまった空気が縦隔を反対側に圧排する緊張性気胸（**図5**）では、胸腔ドレナージを行い持続的に脱気します。

間質性肺気腫自体には、通常は症状はありませんが、気胸の発端となることを知っておきましょう。人工呼吸管理中の日齢1～2の胸部X線写真で、肺門部に小さな泡状あるいは線状の透亮像として見られます（**図3**）。呼吸器の平均気道内圧を下げる、人工呼吸管理のモードを同調式間欠的強制換気（synchronized intermittent mandatory ventilation：SIMV）から高頻度振動換気（high-freguency oscillation：HFO）に変更するなどの対応があります。

縦隔気腫も、通常は症状はありません。胸部X線写真で、胸腺が漏れた空気によって押し上げられ、天使の羽のように見えるangel wing signが特徴的です（**図2**）。

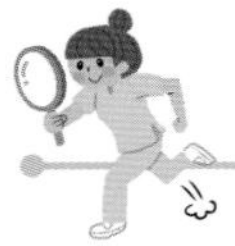

見逃せない所見

●周産期情報

在胎週数、前期破水、羊水過少、羊水混濁、新生児仮死。

●出生時の情報

新生児蘇生措置、特に用手換気、Apgar スコア。

●入院時の状態

呼吸器症状（鼻翼呼吸、多呼吸、陥没呼吸、呻吟、チアノーゼ）、バイタルサイン（心拍数、呼吸数、体温、血圧）。

●入院時の検査

血圧ガス分析での pH、pCO_2、pO_2 値、胸部 X 線検査。

●入院中の状態

呼吸数の増加、陥没呼吸の出現と増悪、酸素必要量の増加などは気胸の進行を疑わせる所見です。また SpO_2 の突然の低下、血圧の低下は緊張性気胸を疑う重要な所見です。

さらに、人工呼吸管理中の児の安静が保てない、ファイティング（自発呼吸と人工呼吸が同調していない）が起こっているなどは、気胸発症のリスク因子になるので注意します。

●発症後の状態

上記と同じ呼吸状態に注意します。持続吸引ドレナージを行っている場合は、吸引ボトル内を観察し、気泡の発生量の変化、水封室の液面の呼吸性運動を観察します。またドレーン刺入部では、ドレーンの深さに変化がないか観察します。

検査・ケアのポイント

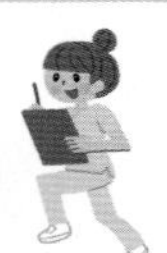

胸部 X 線撮影でエアリークの所見を認めた児では、安静の保持が大切です。ぐずりや啼泣が見られるとき、採血や処置のときにはホールディングやおしゃぶりなどで痛みの緩和を図ります。

呼吸器症状（多呼吸、陥没呼吸、呻吟など）の悪化や、酸素飽和度の低下、必要酸素量の増加の際には、エアリークの進行を疑います。呼吸音の左右差は腋窩で聴取しますが、分かりにくいことも多く、X 線撮影でエアリークの変化を確認します。

人工呼吸管理時には、人工呼吸器設定圧と実測値に相違がないか確認します。また、安静が保てずファイティングが起こるときには、鎮静薬の使用を検討します。SpO_2 の突然の低下、血圧の低下は緊張性気胸を疑います。LED ライトによる透光試験は、胸部 X 線撮影を待つ間に簡易にできるため、普段から準備しておくとよいでしょう。

胸腔穿刺を行うときには、必要物品の確認を行い、清潔操作での介助を行います。児には苦痛を伴う処置ですから、鎮痛薬を使用し疼痛緩和を行います。バイタルサインの変化に注意し、体位保持を行います。あるいは間接介助や記録を行います。

持続吸引が開始されたら、吸引圧が指示通りになっているか確認します。吸引ボトル内を観察し、気泡の発生量の変化、水封室の液面の呼吸性運動を観察・記録します。またドレーン刺入部では、ドレーンの深さに変化がないか観察します。

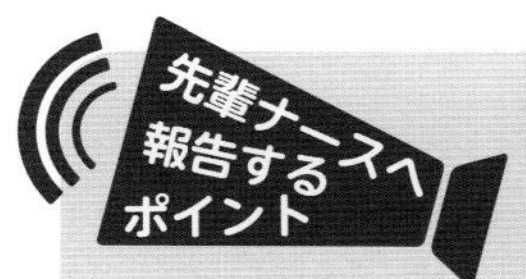

気胸の場合

- 多呼吸、呻吟、陥没呼吸が進行してきたとき。
- SpO_2 が指示値を保てない、あるいは保つために酸素必要量が増加してきたとき。
- 胸郭の前後径（胸郭の高さ）に左右差が出てきたとき。
- SpO_2 の突然の低下、血圧の低下を認めたとき。
- 人工呼吸管理中の児が泣いたり暴れたりして安静を保てないとき。
- 人工呼吸器の設定条件と実測値が異なるとき。
- 胸腔ドレナージ中、気泡の発生量が減少・消失したとき。また、水封室の液面の呼吸性運動の消失が持続したとき。
- ドレーン挿入部の位置のずれが疑われるとき。

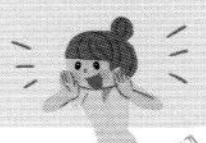

引用・参考文献

1) 佐藤望ほか．エアリーク．Neonatal Care．28（9）．2015，858-65．
2) 新井隆広．空気漏出症候群．Neonatal Care．27（4）．2014，334-41．
3) 伊藤一之ほか．"エアリーク：空気が漏れるとどうして苦しいの？"．新生児の呼吸管理ビジュアルガイド．長和俊編著．Neonatal Care 秋季増刊．大阪，メディカ出版．2016，57-62．
4) 中村利彦ほか．肺エアリーク．周産期医学 41 巻増刊．東京，東京医学社，2011，543-5．
5) 田村明子．肺エアリーク．周産期医学 46 巻増刊．東京，東京医学社，2016，584-7．

熊本大学病院小児科講師　**岩井正憲**　いわい・まさのり

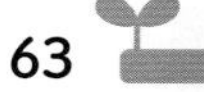

7 未熟児動脈管開存症（PDA）

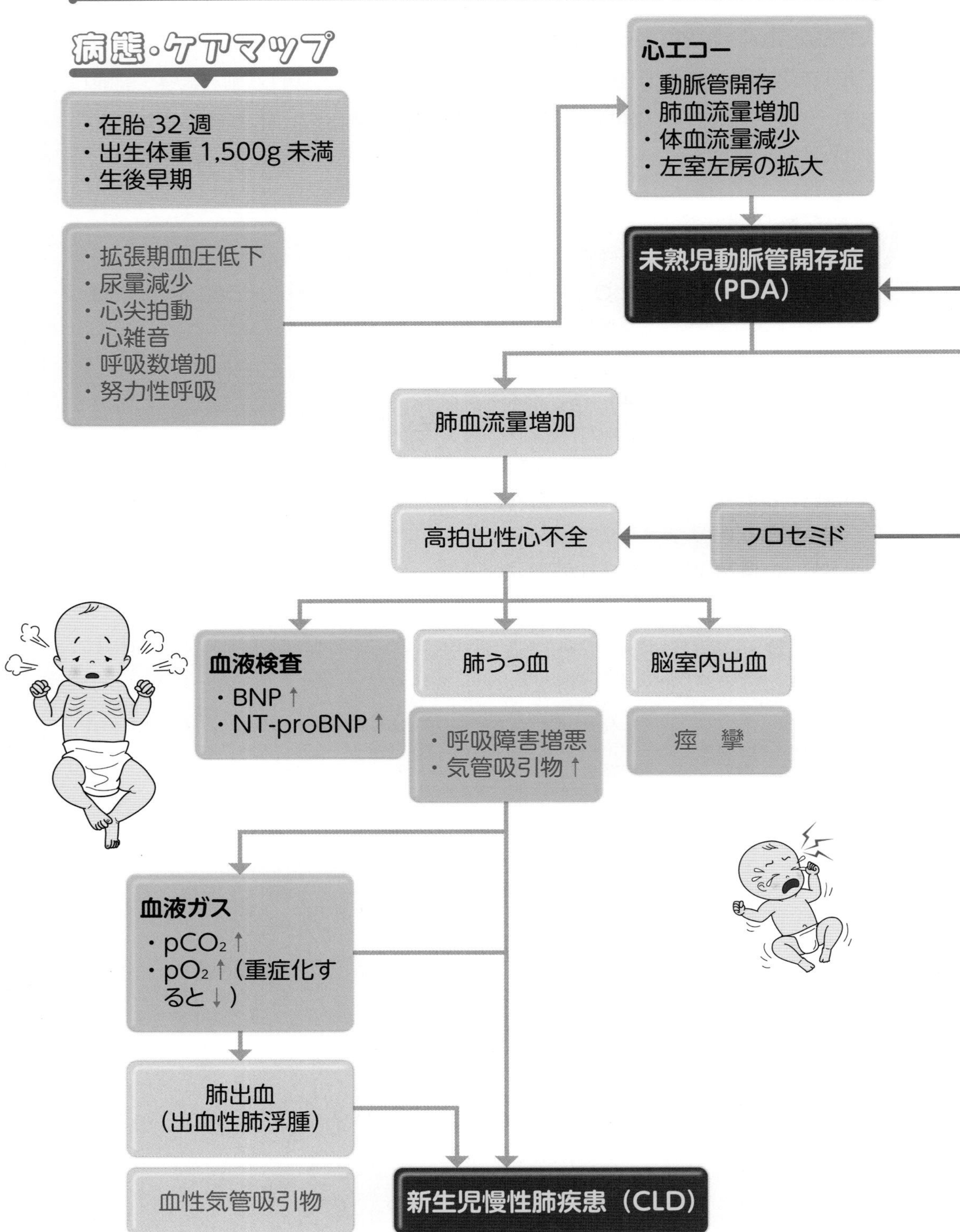

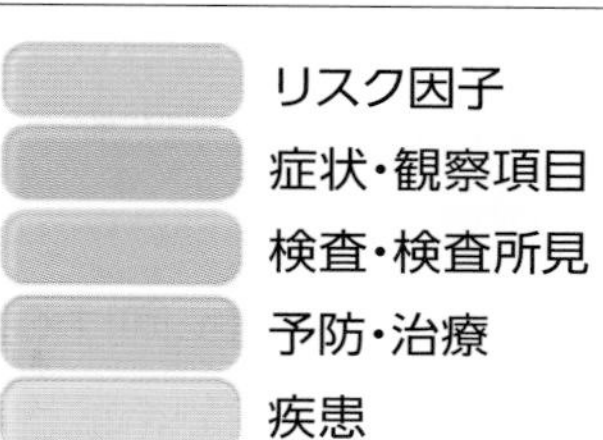

体血流量減少

全身臓器の血流不足（虚血）

インドメタシン・イブプロフェン投与

- 胃吸引物↑
- 腹部膨満
- 緑色胃吸引
- 血　便

- 低血糖
- 出血傾向

乏　尿

血液検査
- BUN・Cre↑

腹部X線
- 門脈内ガス
- 腸管壁異常ガス
- 気　腹

腹部エコー
- 門脈内ガス
- 腹　水

腎不全

- 消化管穿孔
- 壊死性腸炎（NEC）

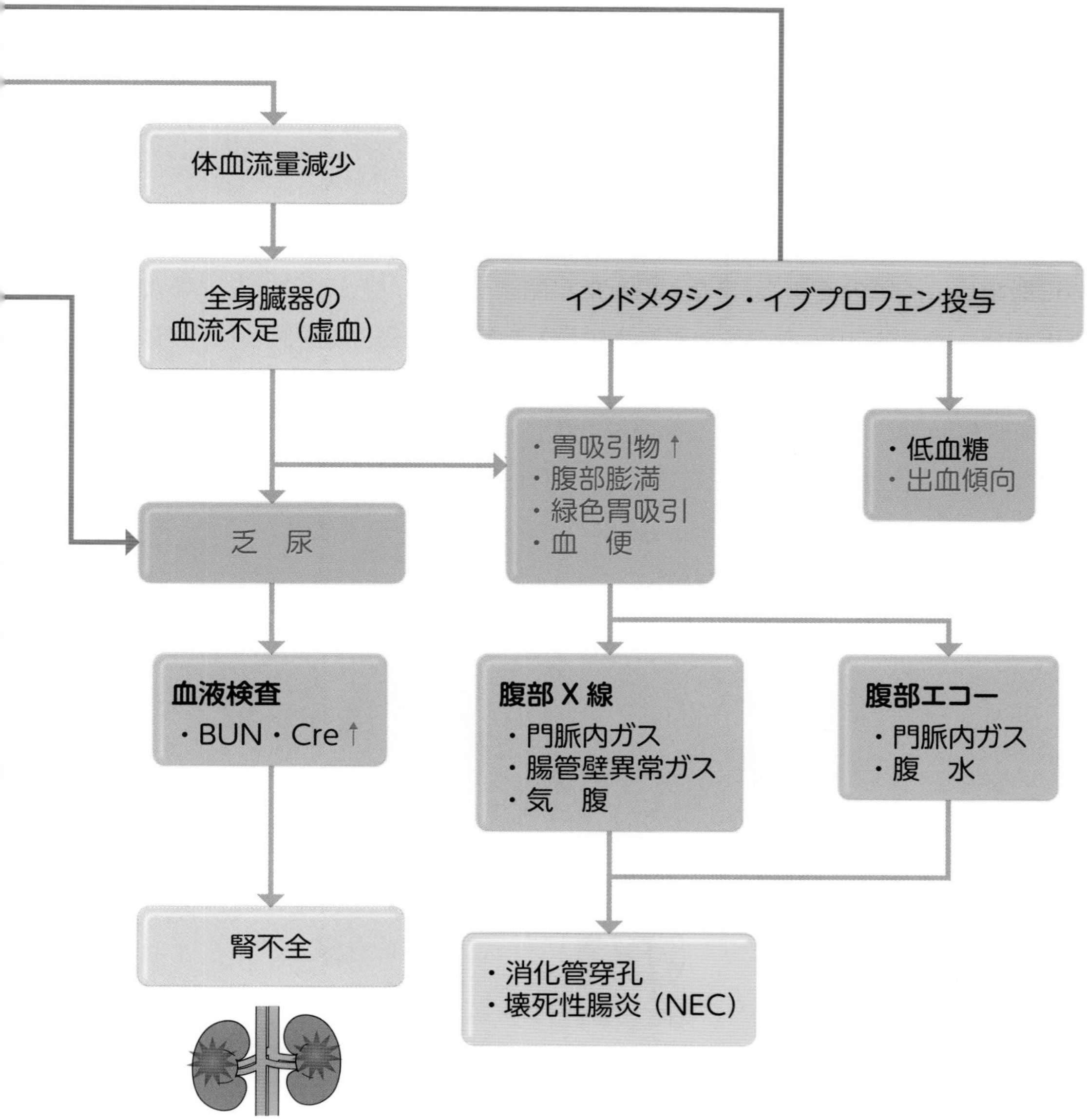

未熟児動脈管開存症（PDA）とは？

動脈管は胎児期に主肺動脈と大動脈との間に存在する血管です。胎児の酸素と二酸化炭素のガス交換は胎児肺でなく胎盤で行われています。胎児の動脈管は左右の肺動脈よりも胎盤に向けて血液を流れやすくしていて、胎児循環には必須な血管です。動脈管は胎盤で合成され胎児に移行しているプロスタグランジンE（PGE）により拡張しています[1]。

出生して肺呼吸が始まれば動脈管は不要になります。新生児が胎盤から離れると母親からのPGEの移行がなくなるので動脈管は閉じ始めます。正期産児では、生後2、3日以内に動脈管が閉鎖します。

未熟児動脈管開存症（patent ductus arteriosus；PDA）は、生後に閉じるはずの動脈管が開存し続けて循環不全が生じる出生体重1,500g未満の極低出生体重児に起こりやすい病態です（**図**）。

在胎週数が若く、出生体重が小さい早産児ほど、動脈管の血管構造が未成熟なために閉鎖しにくいのです[1]。また、いったん閉鎖しても、感染や炎症による高PGE血症、低酸素血症、貧血や過剰輸液などさまざまな誘因で早産児の動脈管は容易に再開存します。

未熟児PDAは、動脈管を介する肺血流量増加・体血流量減少の血行動態が心臓を含めた未熟な全身臓器に影響を及ぼします（「病態・ケアマップ」［p.64］参照）。

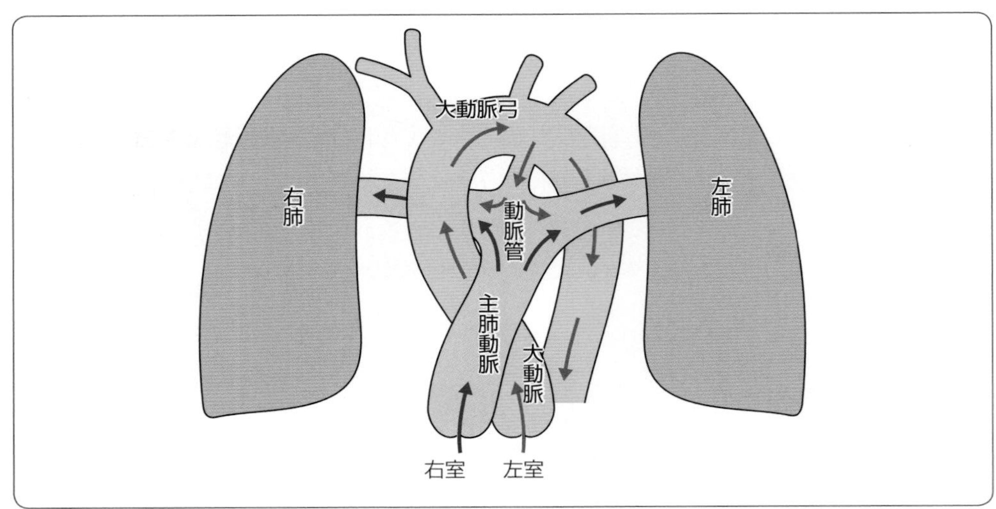

図 **未熟児動脈管開存症（PDA）の血液の流れ**
下半身に流れるはずの酸素の多い血液が再度、肺に流れる。

在胎週数が若い早産児ほど、心筋も未成熟であるために肺血流量増加による心負荷の増大に心臓が適応できずに心不全を来しやすく、体血流量減少に全身臓器が適応できずに虚血性病変を生じやすくなります。

早産児のさまざまな合併症を予防するためにも未熟児 PDA の診療は大切です。

動脈管の閉鎖を促す治療としては、PGE の産生を抑制するシクロオキシゲナーゼ（COX）阻害薬であるインドメタシンやイブプロフェンによる薬物療法と、外科的な動脈管結紮術があります[1)]。早産児の動脈管結紮術が可能な施設は限られるとともに、患児への負担が大きいので、インドメタシンやイブプロフェンなどの COX 阻害薬による薬物療法が優先されます。しかし、COX 阻害薬は全身で恒常性の維持に役立っている全てのプロスタグランジンの合成を抑制するため、低血糖、腎障害、消化管穿孔、血小板機能低下などの有害事象にも注意しながら投与します。

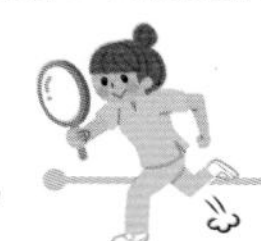

見逃せない所見

未熟児 PDA では、拡張期血圧の低下に伴う脈圧の増加、心雑音、尿量の減少、気管吸引物の増加、二酸化炭素の上昇などが早期発見に大切な観察点です。

SpO_2 は、未熟児 PDA の病初期には肺血流量の増加を反映して上昇します。従って、SpO_2 が上昇し始めたときは呼吸状態の改善と決めつけず、PDA の症候化を疑います。

肺血流量増加（肺うっ血）は、人工呼吸管理をしていない場合には多呼吸、陥没呼吸や呻吟などの原因になります。人工呼吸器管理を行っている場合には、気管内分泌物の増加や血中二酸化炭素の上昇が起こります。未熟児 PDA による呼吸症状は新生児呼吸窮迫症候群（respiratory distress syndrome；RDS）の再燃症状と判別困難な場合があります。また、RDS と未熟児 PDA の症状は間隔なく移行していく場合もあります。肺出血を来すと呼吸・循環状態の悪化につながり、慢性肺疾患（chronic lung disease；CLD）の発症要因になります。

腎血流量減少による乏尿は早期に生じる症状です。消化管血流量の減少は経管栄養の消化不良や壊死性腸炎（necrotizing enterocolitis；NEC）・消化管穿孔のリスクとなります。COX 阻害薬投与後に腹部膨満、胃吸引の増加、緑色胃吸引、血便などが認められる場合には COX 阻害薬の有害事象でもある消化管穿孔や NEC を疑います。

未熟児 PDA の臨床像は在胎週数、出生時体重などにより異なります。在胎週数が少ない児、出生体重が小さいときほどに、心雑音などの初期症状から肺出血などの重篤な症状を呈するまで期間が短いです。心雑音や尿量減少が明らかになった後の治療では、肺出血などの重篤な全身症状を予防できない場合があるので、早期診断と早期治療が重要です。

検査・ケアのポイント

●血液ガス

低二酸化炭素血症（$PaCO_2$ 40mmHg 未満）や高酸素血症（SpO_2 95%以上など）が持続すると肺血管抵抗が急速に下がり、動脈管を介する左－右短絡血流量が増加して未熟児 PDA が急速に増悪することがあります。呼吸状態に合わせ適切に人工呼吸管理や酸素療法を調整することが必要です。

啼泣や体動の持続は、低二酸化炭素血症による肺血管抵抗の低下から PDA を増悪させます。ミニマルハンドリングや啼泣・体動をさせ過ぎないポジショニングの看護ケアが大切です。

●心エコー検査

未熟児 PDA は心エコー検査で診断できます。心エコー検査での動脈管径、肺動脈の血流速度の上昇、左房拡大、左室拡大は未熟児 PDA の重症度を評価できる指標です[2)]。

心エコー検査自体も児のストレスや低体温の原因になります。エコー検査前に保育器内の温度を上げておくことやエコージェルを保育器内であらかじめ温めておくなどの配慮が体温変動を減らします。医師が心エコー検査に集中し過ぎると児のバイタルサインの変動に気付きにくいので、バイタルサインの変動が生じている場合には、検査の中断や中止を相談しましょう。

●血液検査

心不全時に心臓から血液中に分泌されるＢ型ナトリウム利尿ペプチド（B-type natriuretic peptide；BNP）や BNP 前駆体Ｎ末端フラグメント（N-terminal pro-brain natriuretic peptide；NT-proBNP）は未熟児 PDA の重症度評価に有用です[3)]。ナトリウム利尿ペプチド自体に動脈管拡張作用があります[4)]。BNP や NT-proBNP が経時的に増加傾向にある場合には動脈管が閉じにくい状況、COX 阻害薬が効きにくい状況と考えます。

未熟児 PDA による腎血流量の減少や COX 阻害薬の副作用で血清尿素窒素（blood urea nitrogen；BUN）、クレアチニン（Cre）などの腎機能を反映する血液検査指標も上昇します。BUN や Cre の上昇は COX 阻害薬より結紮手術を考慮する理由にもなります。尿量とともに BUN や Cre の動向に注意します。

●腹部X線・エコー

腹部X線検査で門脈ガス・腸管壁内ガス・気腹などの異常所見や腹部エコー検査で門脈ガスや腹水などを認める場合には、消化管穿孔やNECと考えて、経管栄養を中止し、腹部手術の準備を始める必要があります。

先輩ナースへ報告するポイント

未熟児動脈管開存症（PDA）の注意点！

⦿未熟児PDAの症状の早期発見

心雑音が聞こえ始めたり、血圧値、尿量などの変動がある場合は、躊躇なく先輩ナースや医師に相談し、心エコー検査によるPDAの重症度を評価してもらいましょう。気管吸引物に赤色の血性気管内吸引物がある場合は肺出血を来し始めている可能性があり、先輩ナースに報告しましょう。

⦿未熟児PDAによる合併症予防の看護

未熟児PDAに続発する肺出血や脳室内出血の予防には、左房拡大がある児に徐脈発作や血圧変動を極力減らすことが大切です。左房拡大がある状況で徐脈発作や血圧変動が起こると心臓への静脈還流が障害されて、肺静脈や脳静脈のうっ滞が起こり、肺や脳で静脈性出血を来す可能性があります。未熟児PDAでは、気管吸引、カテコラミンの点滴ルート交換などの処置は、徐脈や血圧変動が起こらないように先輩ナースと相談して、協力して慎重に行いましょう。

⦿未熟児PDAのCOX阻害薬の効果と副作用の観察

COX阻害薬の動脈管収縮効果が発揮されれば、心雑音の減弱・消失、拡張期血圧上昇による脈圧差の減少などが投与早期から観察されます。

一方、さまざまな有害事象もあります。投与3～4時間後から低血糖症を来すことがあります。尿量減少は半日後くらいがピークとなります。動脈管が閉じずに腎機能障害による乏尿が生じた場合には、心拡大が増悪して肺出血などを起こしやすい状況に陥ることもあるので時間尿量の確認が大切です。

消化管穿孔・NECについては、腹壁色の変化、腹部膨満、胃からの空気吸引の増加、胆汁様胃吸引、血便などが初期症状のことがあります。これらの所見があれば先輩ナースに報告しましょう。腹部所見の早期発見がX線検査や腹部エコー検査による消化管穿孔やNECの早期診断と早期治療につながります。

⦿肺出血時の対応

動脈管の閉鎖前に、突発的にSpO_2低下や徐脈などが生じて持続する場合には計画外抜管などを鑑別しつつ、肺出血を疑います。先輩ナースに報告し、共同で気管内吸引物の確認、心エコーによる動脈管・心臓の評価を可及的速やかに行います。肺出血を確認した場合には呼吸器の再設定や炭酸水素ナトリウムの投与などをしつつ、

COX 阻害薬、輸血、結紮術の適応の判断と迅速な対応を目指します。

⦿動脈管結紮術の周術期の看護

手術のための搬送や移動には多くのスタッフの協力が必要です。先輩ナースに報告・相談しましょう。搬送や移動時にジャクソン・リースによる 100% 酸素によるバギングは肺血管抵抗を急速に低下させ、肺出血などにつながることがあります。酸素ブレンダーやアンビューバッグに酸素を流したバギングを準備します。過換気なバギングとなると、低二酸化炭素血症による肺血流量増加のために肺出血を来します。SpO_2 が 95% 以上にならないようにモニタリングしながらバギングを行います。移動中に低体温になる可能性があるので、バッテリー搭載の保育器の使用や短時間に移動することを目指します。

手術中のモニターパッチや電極板などを強く装着すると、皮膚の未成熟な早産児では術後に剝がすのが困難になることがあります。皮膚損傷や剝離を来し、術後創部感染症の原因になり得るので必要最低限度の固定にとどめましょう。

術後は、術前に水分制限や利尿薬などで循環血液量が不足気味になっていた場合には浮腫とともに低血圧となり、ボリューム負荷や強心治療が必要となることがあります。逆に、術後に動脈管閉鎖に伴う血管抵抗（後負荷）の増大による心ポンプ不全を来し、血管拡張薬などの適応になる場合もあります。

術後 1～2 日間は血圧、尿量、水分出納や心エコー所見を元に投与水分量や循環作動薬の調節が必要になるので、先輩ナースに報告・相談しながら術後管理を乗り越えましょう。

引用・参考文献

1) Rudolph, AM. "The ductus arteriosus and persistent patency of the ductus arteriosus". Congenital diseases of the heart : clinical-physiological considerations. 3rd ed. Hoboken, Wiley-Blackwell, 2009, 115-47.

2) Toyoshima, K. et al. What echocardiographic indices are predictive of patent ductus arteriosus surgical closure in early preterm infants? : a prospective multicenter cohort study. J Cardiol. 74 (6), 2019, 512-8.

3) Kulkarni, M. et al. Diagnosing significant PDA using natriuretic peptides in preterm neonates : a systematic review. Pediatrics. 135 (2), 2015, e510-25.

4) Toyoshima, K. et al. *In vivo* dilatation of the postnatal ductus arteriosus by atrial natriuretic peptide in the rat. Neonatology. 92 (2), 2007, 139-44.

神奈川県立こども医療センター新生児科部長　**豊島勝昭**　とよしま・かつあき

MEMO

{ 循環器系の疾患 }

8 心室中隔欠損（VSD）

病態・ケアマップ

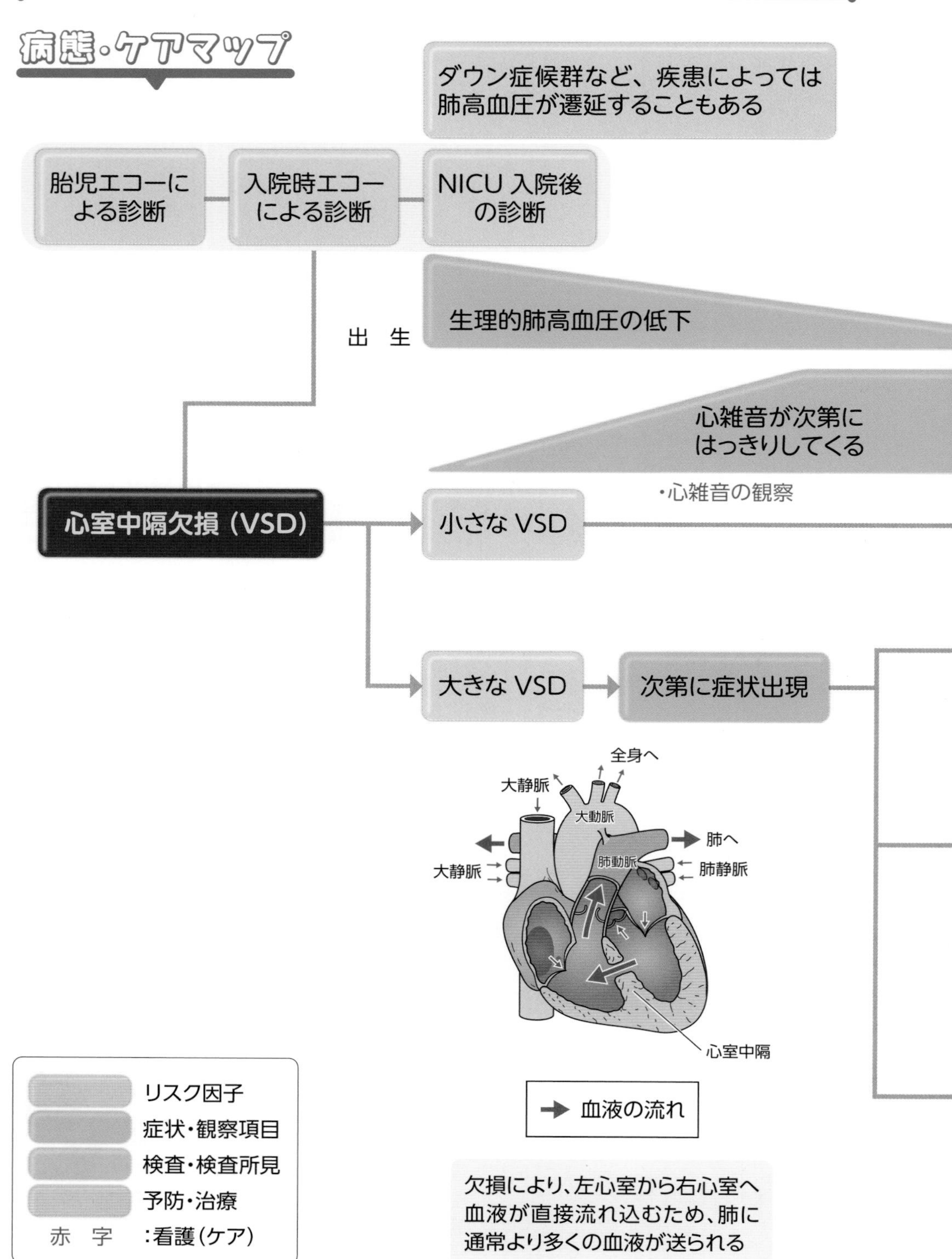

・欠損孔が大きい
・早産児
・染色体異常などの先天的要因により肺高血圧が強い

肺血流が増加する

体血流が減少する

無症状、感染性心内膜炎に注意

呼 吸

・多呼吸
・陥没呼吸

・体位の工夫

腹臥位、上体挙上

持続気道陽圧（CPAP）による呼吸補助

酸素投与は最小限に

・体重の増減の観察

・哺乳力の低下
・体重増加不良

栄 養

必要に応じて経管栄養

外科治療

活気不良

循 環

末梢冷感

・靴下や手袋の着用

尿量減少

利尿薬投与

水分制限

・血圧低下
・頻 脈

昇圧薬

これらの症状が見られたら
ショックに陥ることもあり要注意

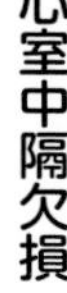

心室中隔欠損とは？

左右の心室の間の壁である心室中隔に孔の空いている疾患です。先天性心疾患の約20%を占めるとされます。ダウン症候群や18トリソミーなどの染色体異常で頻度が高いことが知られていますが、原因は不明で多因子遺伝によるものと想定されています。約半数の症例では自然に閉鎖するため、肺高血圧の合併がなく、左－右短絡が少ない例では原則として外科治療の適応はなく、感染性心内膜炎に注意しながら経過観察とします。欠損孔が大きく、肺－体血流量比が2.0以上で多呼吸、哺乳障害、体重増加不良、気道感染の反復などの症状がある場合には内科治療と手術を行います。肺高血圧を合併した例では症状が軽微であっても6カ月以内に心内修復術を行うことがあります。

●分　類

VSDの症状や治療方針は、欠損孔の大きさや位置、肺血流量（肺血管抵抗）により異なります。欠損孔は心室中隔のいずれの位置にも生じますが、その位置により部位別に、①両大血管下型、②膜性部周囲型、③流入部中隔型、④筋性部型と分類されています**（図1）**〔Kirklin分類〕[1]。

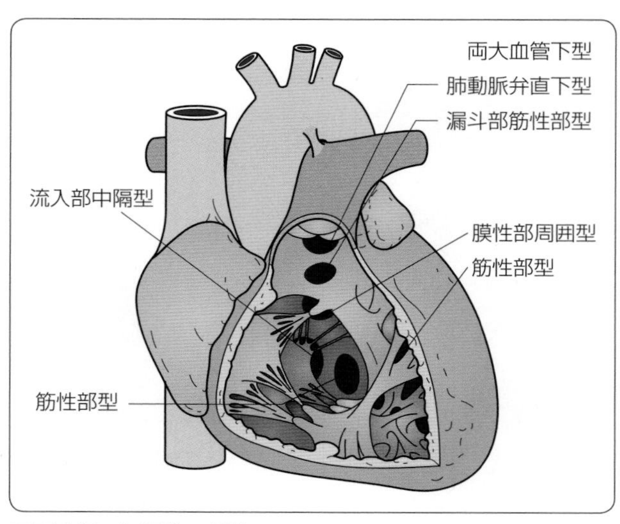

図1 欠損孔の部位（文献1を参考に作成）

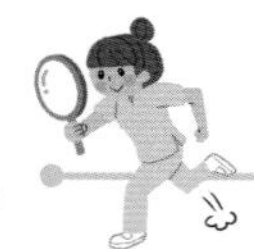

見逃せない所見

NICUのナースに期待される役割は大きく分けて2つあると思います。まずは心雑音などの所見から心室中隔欠損（ventricular septal defect；VSD）を疑うこと、もう1つはすでに診断されている心疾患の症状の進行に対して適切に対処することです。

●心雑音などの所見からVSDを疑う

多くの先天性心疾患が胎児期に診断されるようになってきましたが、VSDは出生後に心雑音を契機に発見されることが少なくありません。NICUでは出生時にルチーンで心エコー検査を行うことが多いですが、生理的な肺高血圧が残る出生直後には欠損孔を通過する血流が乏しく、検査を行っても気付かれていないこともあります。心雑音は、生理的な肺血管抵抗が低下する生後1〜2日以降で出現し、胸骨左縁第3〜4肋間で収縮期雑音が聴取されます。肺血管抵抗が上昇して肺高血圧を伴っている場合は、収縮期雑音は小さく、かつ短い駆出性収縮期雑音となって聴取されます。VSDに限りませんが、「先天性心疾患では生後数日して心雑音が目立ってくることがある」ということを覚えておきましょう。

●症状の進行に適切に対処する

VSDの欠損孔が小さい場合では、心雑音を聴取するのみで、全身状態は良好で無症状で経過し、多くが自然閉鎖します。欠損孔が小さい場合でも長期的には感染性心内膜炎には注意が必要です。感染性心内膜炎は、循環血液中に細菌が侵入することで感染巣を形成し発症します。外科手術などの際には抗菌薬の予防投与が行われます。

問題は欠損孔が大きい場合です。どのようなことに注意する必要があるでしょうか？ケアするポイントは他の肺血流が増加するタイプの先天性心疾患とほぼ同じです。出生後の生理的な肺高血圧が次第に消失して、左右の短絡量が増加することでさまざまな症状が出現します。肺高血圧が改善するにつれて症状が強くなってくる過程は、ルームランナーの速度が次第に上がってきて、ウォーキングからジョギングに変化する過程をイメージするとよいかもしれません（**図2**）。またVSDは左−右短絡であるため、通常はチアノーゼを認めることはありません。しかし、肺高血圧が長く続くと、肺血管抵抗がさらに高くなり、体血管抵抗よりも高くなると、右−左短絡となります。この状態では静脈血が右室から左室に流れ込むため、チアノーゼを呈するようになります。こうした状態をEisenmenger化といい、手術が禁忌となるため注意が必要です。

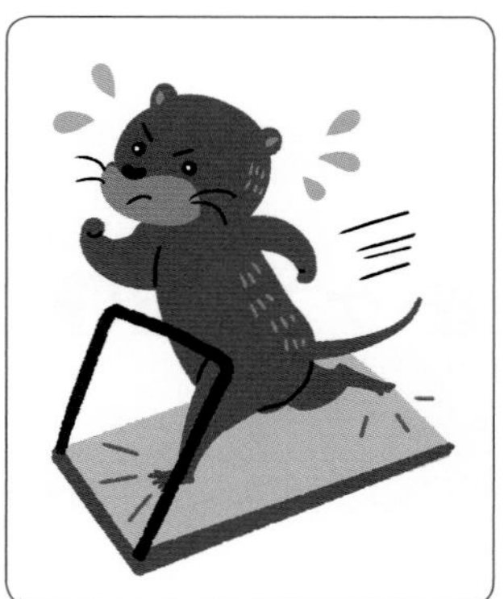

図2
肺高血圧が改善するにつれて症状が強くなるイメージ

以下、①呼吸、②栄養、③循環に分けて説明しますが、それぞれの症状の出現時期は重なることもあります。

①呼　吸

左−右短絡量が増加すると、左室の容量負荷が増大し、肺間質の浮腫や肺静脈圧が上昇するため肺うっ血を生じます。その結果、呼吸仕事量が増加します。また、呼吸仕事量の増加は心負荷を増大させることにつながります。上体を挙上させた体位や腹臥位などを取り入れると、横隔膜が下がるため呼吸運動が容易になります。心臓への静脈還流を減少させ心負荷を低下させるため、呼吸努力が軽減できます。呼吸状態が悪化すると持続気道陽圧（CPAP）や高流量経鼻カニューラ（high flow nasal system cannla；HFNC）による呼吸補助が有効になることもあります。左－右短絡を生じる疾患の際は、酸素投与が肺血管抵抗を低下させ肺血流量を増やすため、酸素投与は必要最低限で行います。

②栄　養

心負荷や呼吸努力のため、哺乳力が低下します。児のペースに合わせて無理のない程度に哺乳を進めることが必要です。哺乳中は、哺乳にかかる時間、呼吸数や脈拍数の増加、発汗の状態を観察し、児に負担がかかっていないか観察を行います。哺乳不良が続き必要な哺乳量を確保できない場合は、経管栄養が必要になることもあります。消化が悪くなってくることもあるので、注入前の残乳量とその性状はしっかり確認しましょう。呼吸努力による酸素消費量の増加や相対的な代謝の亢進から体重増加が不良となることがあります。

③循　環

肺血流の増加に次いで、体血流の減少による症状が目立ってきます。末梢血管の収縮から末梢冷感や網状チアノーゼを認めます。末梢冷感は末梢血管の収縮を促進し心臓の後負荷を増大させるため、保温に努めましょう。心拍出量の低下のため、身体活動に見合う末梢組織の酸素需要に応じることができない場合は、活気が不良になってきます。

容量負荷の増大に左室が対応できなくなり心拍出量が低下すると、交感神経系の緊張は亢進し代償的に心拍出量を増加させるために頻脈となります。また、血管の収縮のため腎血流が低下し、尿量の減少や浮腫が生じます。腸管血流も低下するため、腸蠕動も不良となり腹部膨満が見られます。血圧低下が見られるようになるとショック状態に陥る可能性もあり要注意です。

検査・ケアのポイント

●エコー検査

VSDの診断は、心エコー検査により行われます（**図3**）。四腔断面、左室長軸断面、大動脈基部の短軸断面をそれぞれ描出し、カラードプラ法で短絡血流を描出し、欠損孔の位置とその大きさを確認します。経時的な評価も重要で、左房・左室の拡大の程度や、肺高血圧の合併がないかどうかも確認します。左－右短絡量が多ければ、左房・左室、肺動脈の拡大が見られます。肺高血圧の評価としては、連続波ドプラ法では、三尖弁の逆流速度から肺動脈圧を、欠損孔を通る血流速度からは右室圧を推定することができます。また、左室の短軸断面で心室中隔が直線化している場合は、右室圧が高いことが推測されます。

●胸部X線検査（図4）

左－右短絡量が多くなればX線上、左室・左房は拡大し肺紋理は増強します。重症例では肺高血圧により右房・右室も拡大し、肺野は気腫状となり無気肺を認め

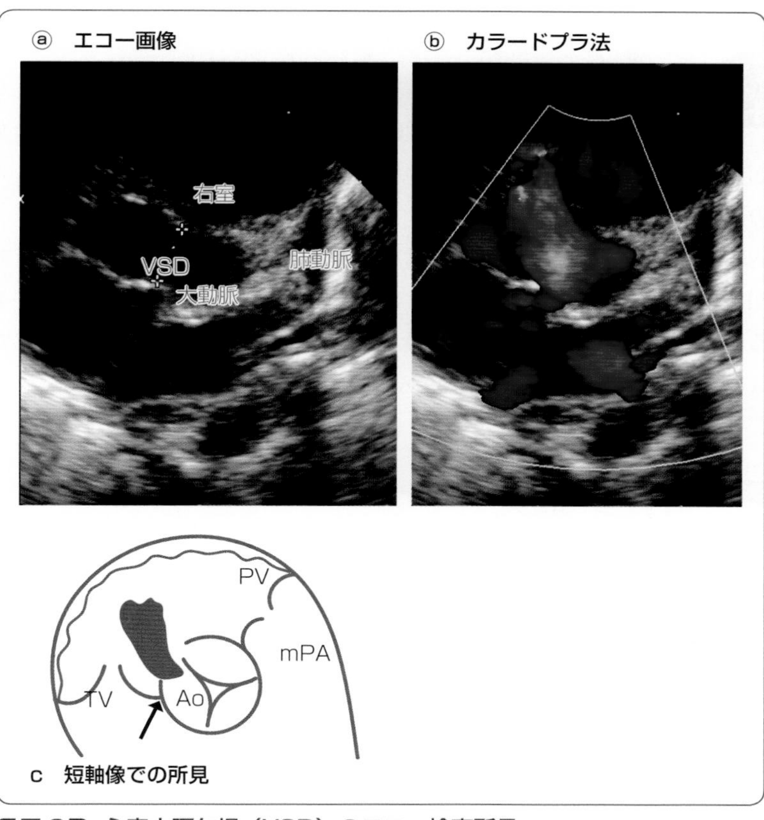

図 3 心室中隔欠損（VSD）のエコー検査所見

・TV：tricuspid valve（三尖弁）
・PV：pulmonary vein（肺静脈）
・mPA：mean pulmonary arterial pressure（平均肺動脈圧）
・Ao：Aorta（大動脈）

ることもあります。消化が不良となっている状態では、腸管ガスの拡張が見られることもあります。

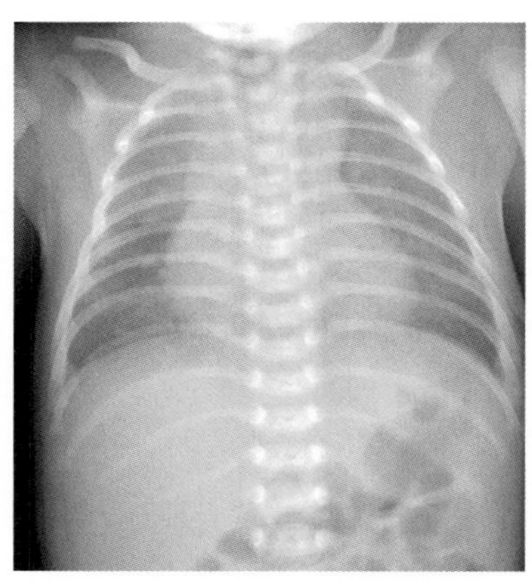

図 4 心室中隔欠損（VSD）の胸部 X 線所見

Large VSD。日齢 17。心胸郭比 57%と拡大。肺血管陰影がやや増強している。

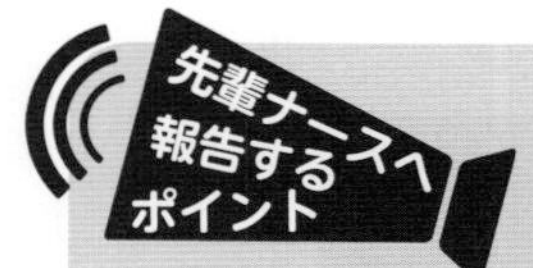

心室中隔欠損（VSD）の注意点！

・まずは、心雑音をしっかり確認する

前述の通り生理的肺高血圧が軽減するに従って雑音がはっきりしてきます。心雑音が昨日なかったから今日もないとは限りません。

・症状の進行に適切に対処する

生理的肺高血圧の消失に伴う肺血流増加により、症状がはっきりしてきます。肺血流が増加したとき、体血流が減少したとき、それぞれどんな症状が現れるかをイメージできるようにしておきましょう。呼吸が苦しそう、消化が悪い、手足が冷たい、尿量が少ないなどの所見に注意しましょう。

引用・参考文献

1) 龍聞浄宏．"心室中隔欠損"．心エコーハンドブック：先天性心疾患．竹中克編．京都，金芳堂，2013，26-34.

信州大学医学部小児医学教室助教　三代澤幸秀　みよさわ・ゆきひで

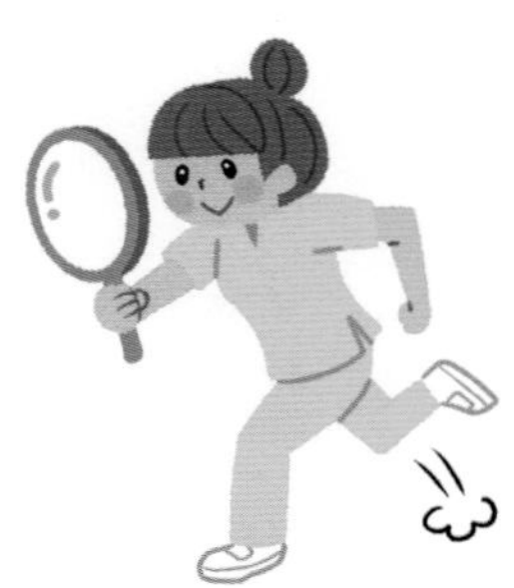

MEMO

9 晩期循環不全

病態・ケアマップ

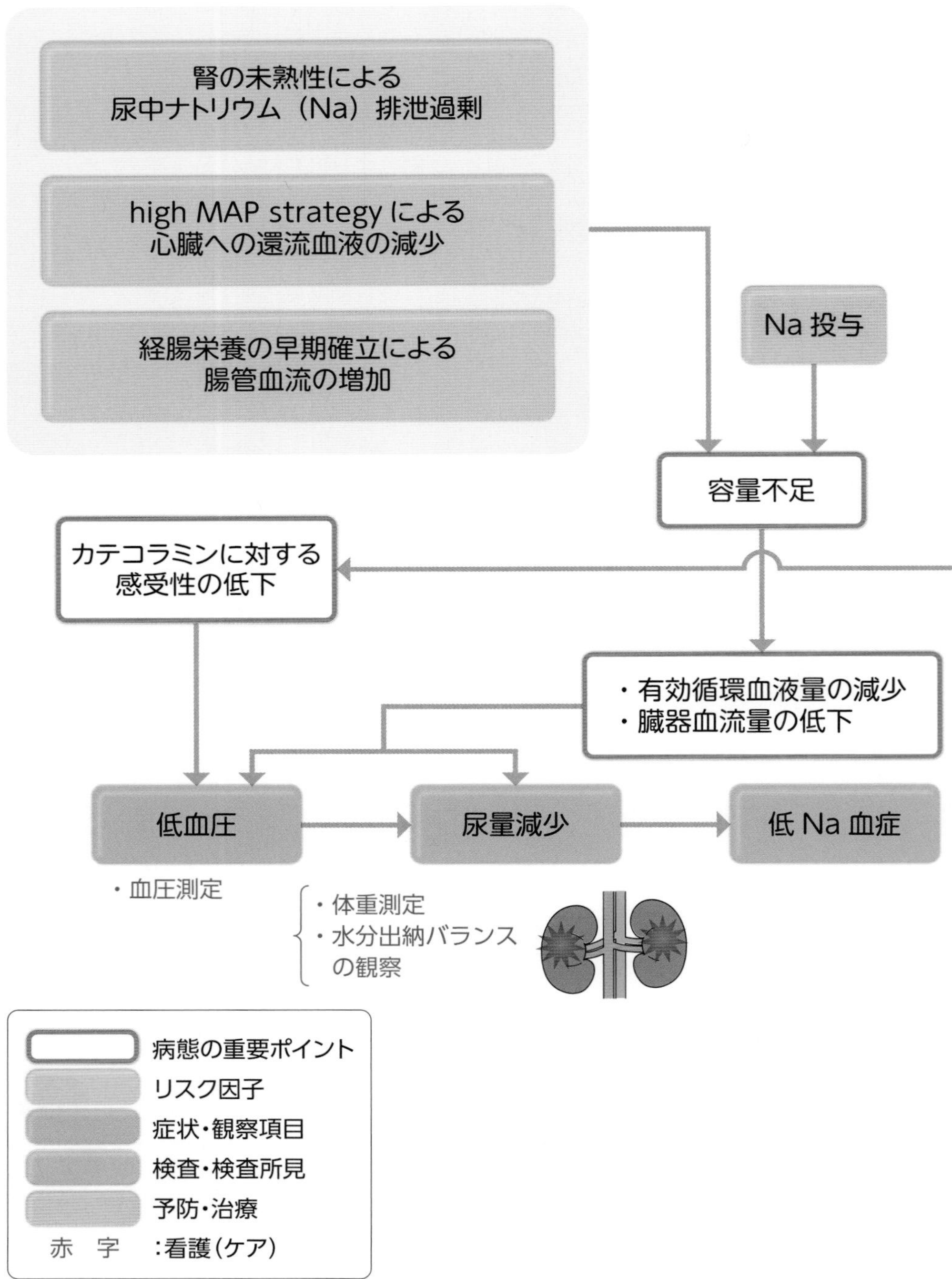

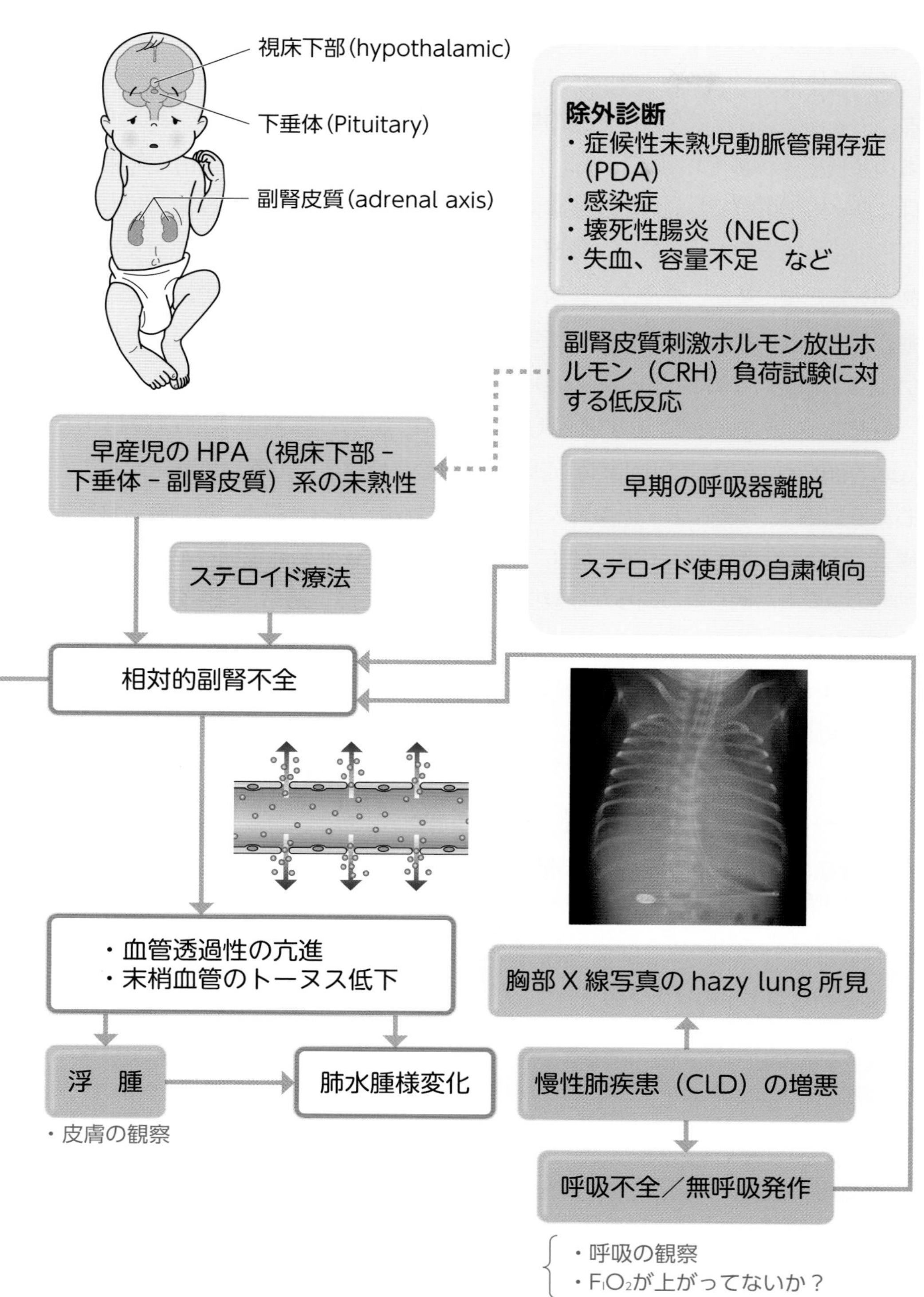
視床下部(hypothalamic)
下垂体(Pituitary)
副腎皮質(adrenal axis)
除外診断
・症候性未熟児動脈管開存症(PDA)
・感染症
・壊死性腸炎（NEC）
・失血、容量不足　など
副腎皮質刺激ホルモン放出ホルモン（CRH）負荷試験に対する低反応
早期の呼吸器離脱
ステロイド使用の自粛傾向
早産児の HPA（視床下部－下垂体－副腎皮質）系の未熟性
ステロイド療法
相対的副腎不全
・血管透過性の亢進
・末梢血管のトーヌス低下
浮　腫
・皮膚の観察
肺水腫様変化
胸部 X 線写真の hazy lung 所見
慢性肺疾患（CLD）の増悪
呼吸不全／無呼吸発作
・呼吸の観察
・FiO2が上がってないか？

晩期循環不全とは？

晩期循環不全（late-onset circulatory collapse）は、2000年以降、わが国において報告が急速に増えた早産児の重要な合併症です[2)]。発症頻度は、1,000 g未満の超低出生体重児では11.6%、1,000〜1,500 gで出生した極低出生体重児では1.9%と報告されており[3)]、出生体重の小さな児に圧倒的に多いことが分かります。

出生後の循環動態が不安定な時期（早期新生児期）を過ぎ、全身状態が安定した時期を経た後に突然、低血圧、乏尿（あるいは尿量低下）、低ナトリウム（Na）血症、浮腫などの症状を呈する病態です。ただし、これを独立した疾患概念と考えているのは、日本、韓国など一部の国のみで、欧米諸国ではまだ認められていません[4)]。

多くはステロイド療法が著効しますが、重症例では脳室周囲白質軟化症（periventricular leucomalacia；PVL）を残し、発達予後の不良に直結することもあるため[4)]、早期診断・治療介入が欠かせません。なお、脱水、敗血症、壊死性腸炎（necrotizing enteritis；NEC）、大量失血、症候性動脈管開存症など、循環動態の急変を説明し得る明らかな直接病因がある場合は、通常、晩期循環不全とは呼びません。本病態は容量負荷、カテコラミン（昇圧薬）投与に反応せず、グルココルチコイド（ステロイド）投与に反応する例が多いのが特徴で、相対的副腎不全がその本態だと考えられています[4)]。

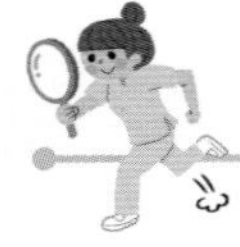

見逃せない所見

●発症のハイリスク児・好発時期

最も重要なのは、晩期循環不全は未熟性の高い早産児、すなわち超早産児・超低出生体重児に好発することです。発症時期にも特徴があり、通常生後1週間以降に発症し、修正32〜34週を過ぎるとその発症はまれになります。

●晩期循環不全のリスク因子

晩期循環不全のリスク因子は「病態・ケアマップ（p.80）」にまとめた通りですが、周産期医療の進歩によって、より未熟な児が治療対象となったこと、ステロイド療法による長期予後の悪化の懸念から、ステロイド使用の自粛傾向が強まったことが最も大きな要因ではないかと思われます。

加えて、早期の経腸栄養の確立・早期の呼吸器離脱やhigh MAP strategyのような近年の早産児治療のトレンドが晩期循環不全の発症リスクとなっているのかもしれません。また、甲状腺薬（チラーヂン®S）投与後に発症例が多いことも報告されており、甲状腺薬投与を開始した後、2週間程度は細心の注意が必要です[3)]。

●低血圧

容量負荷・カテコラミン投与に反応しませんが、少量のヒドロコルチゾン（HDC）が著効する低血圧が晩期循環不全の最も重要な所見の一つです。

●乏尿（尿量減少）・浮腫・不当な体重増加

血圧低下とともに重要な所見が、尿量減少に伴う浮腫、不当な体重増加です。容量負荷として生理食塩水などを輸注しても、浮腫が増すばかりで尿量は増えないのが特徴です。これは、血管透過性の亢進によって血管内の水分が血管外に漏出し、有効循環血液量が保てなくなるために生じます。

●呼吸のふらつき・無呼吸発作の増加

晩期循環不全では、呼吸状態の悪化も重要な所見となります。これは肺で浮腫が生じるためで、これまでよりも酸素濃度（F_IO_2）を上げる必要が出てきたり、胸部 X 線撮影で hazy lung 所見（びまん性の不透亮像）が出てきたりするのも重要な所見です。

●Na 投与でも改善しない低 Na 血症

晩期循環不全に特異的な血液検査はありませんが、その中で最もよく見かけるのが低 Na 血症です。Na 投与量を増やしても、尿中 Na 排泄が多く、なかなか血清 Na が上昇しないのが特徴です。

●ステロイド療法（HDC 投与）が著効

晩期循環不全の所見で最も重要なことは、低血圧、尿量減少、浮腫、低 Na 血症といった所見が、ステロイド療法によって急速に改善することです。1 mg／kg／回程度の HDC 投与後 6～8 時間以内には血圧の上昇が見られ、それに引き続いて尿量の増加、浮腫の軽減が見られるのが典型的な経過です。

検査・ケアのポイント

●低 Na 血症

晩期循環不全は「突然の…」といわれますが、多くの場合、決して突然生じるわけではありません。発症する数日前から、低 Na 血症が進行し、Na 投与量を増やしても、尿から漏れるばかりで血清 Na が上昇しないといったときは、晩期循環不全の発症に注意が必要です。

●浮腫・乏尿（尿量減少）・呼吸のふらつき

顕在化するのは確かに「突然」なことが多いのですが、「何となく、ぼてっとしてきた」「体重が急に増えた」「無呼吸発作が増えた」「酸素の必要量が増えた」といった変化が先行することが少なくないので、これらの微細な徴候に気を配る必要があります。

●晩期循環不全は疑うことから始まる（ケアのポイント）

これらの徴候が見られたら、「晩期循環不全症が起こるかも？」という目で、観察することが大切です。具体的には、

・尿量をチェックする！
・血圧測定をマメにする！
・浮腫が増強していないかチェックする！
・呼吸のふらつきが増えていないかチェックする！といったことです。

●除外診断

晩期循環不全と診断され、治療を開始する前には、以下の除外診断が重要です。①動脈管の症候化、②感染症、③ NEC、④失血や明らかな容量不足などです。これらが否定できたら、積極的に晩期循環不全を疑い、次の診断・治療に入っていきます。

●確定診断

晩期循環不全を積極的に診断する検査所見は、① Na 補充にもかかわらず進行する低 Na 血症、②輸液負荷をかけても改善しない循環血液量の不足、③尿量低下・不当な体重増加、④カテコラミン（昇圧薬）に反応しない低血圧、⑤胸部 X 線での hazy lung 所見の出現・増強、⑥エコー検査の所見（心機能に異常がないこと、臓器血流の低下を認めること）、⑦比較的少量（1 mg／kg／回程度）のヒドロコルチゾン（HDC）が著効することです[5)]。私たちは、⑧副腎皮質刺激ホルモン放出ホルモン（corticotropin-releasing hormone；CRH）負荷試験に対するコルチゾールの反応性が乏しいことも重要な指標になると考えていますが、もちろん臨床上必須の検査ではありません[6)]。早産児で、典型的な浮腫、体重増加、尿量減少、低 Na 血症、低血圧があり、エコー所見が晩期循環不全に合致していれば、HDC 投与を試みてよいでしょう。そして、その後 6～8 時間以内に効果がみられれば、晩期循環不全と診断してよいものと考えています。

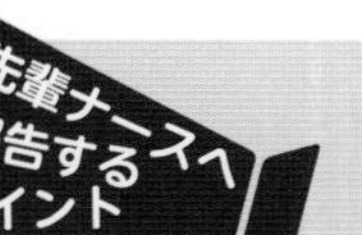

早期発見の「目」を養う！

早産児では、修正 34 週ころまでは、晩期循環不全が起こる可能性があるということを念頭に、「何となく、ぼてっとしてきた」「体重が急に増えている」「無呼吸発作が増えてきた」「酸素の必要量が増え気味」といった変化が見られたら、きちんと報告することが重要です。

早期発見・早期のステロイド補充が晩期循環不全による合併症の予防に欠かせないので、日々のナースの「目」がとても大切なのです。

引用・参考文献

1) 河井昌彦．“早産児晩期循環不全症”．新生児医学．京都，金芳堂，2015，383-5.
2) 長崎理香ほか．急性期を脱した後．一過性の循環不全を呈した低出生体重児の臨床的検討．日本未熟児新生児学会雑誌．37（2），2001，265.
3) Kawai, M. et al. Nationwide surveillance of circulatory collapse associated with levothyroxine administration in very-low-birth weight infants in Japan. Pediatr Int. 54（2）, 2012, 177-81.
4) Kawai, M. Late-onset circulatory collapse of prematurity. Pediatr Int. 59（4）, 2017, 391-6.
5) 小山典久．“早産児晩期循環不全（早産児急性期離脱後循環不全）”．新生児内分泌ハンドブック．改訂２版．河井昌彦編．大阪，メディカ出版，2014，40-52.
6) Iwanaga, K. et al. Corticotrophin-releasing hormone stimulation tests for the infants with relative adrenal insufficiency. Clin Endocrinol. 87（6）, 2017, 660-4.
7) Nakanishi, H. et al. Clinical characterization and long-term prognosis of neurological development in preterm infants with late-onset circulatory collapse. J Perinatol. 30（11）, 2010, 751-6.

京都大学医学部附属病院総合周産期母子医療センターセンター長、病院教授　**河井昌彦**　かわい・まさひこ

MEMO

{ 中枢神経系の疾患 }

10 脳室内出血（IVH）

病態・ケアマップ

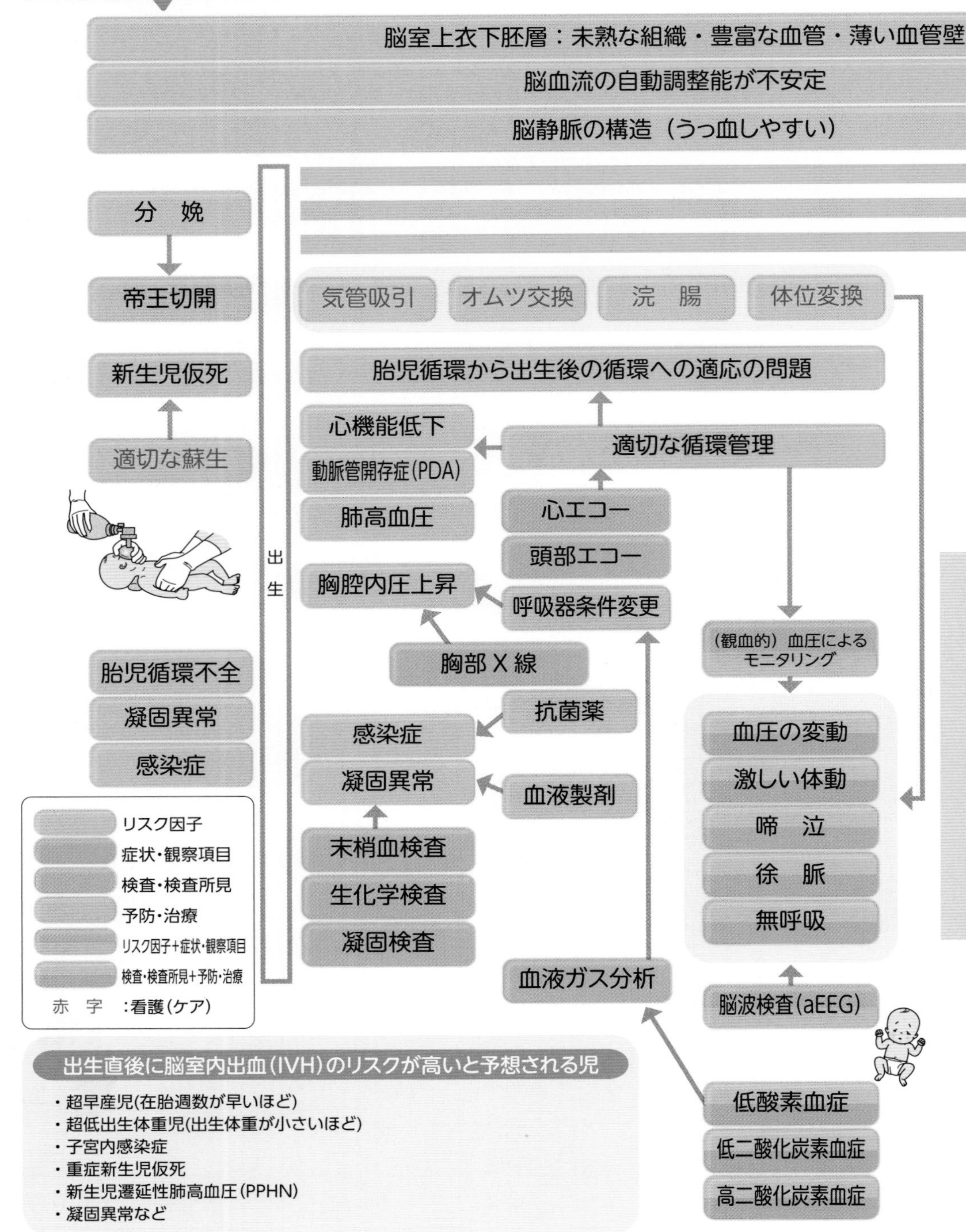

出生直後に脳室内出血（IVH）のリスクが高いと予想される児

- 超早産児（在胎週数が早いほど）
- 超低出生体重児（出生体重が小さいほど）
- 子宮内感染症
- 重症新生児仮死
- 新生児遷延性肺高血圧（PPHN）
- 凝固異常など

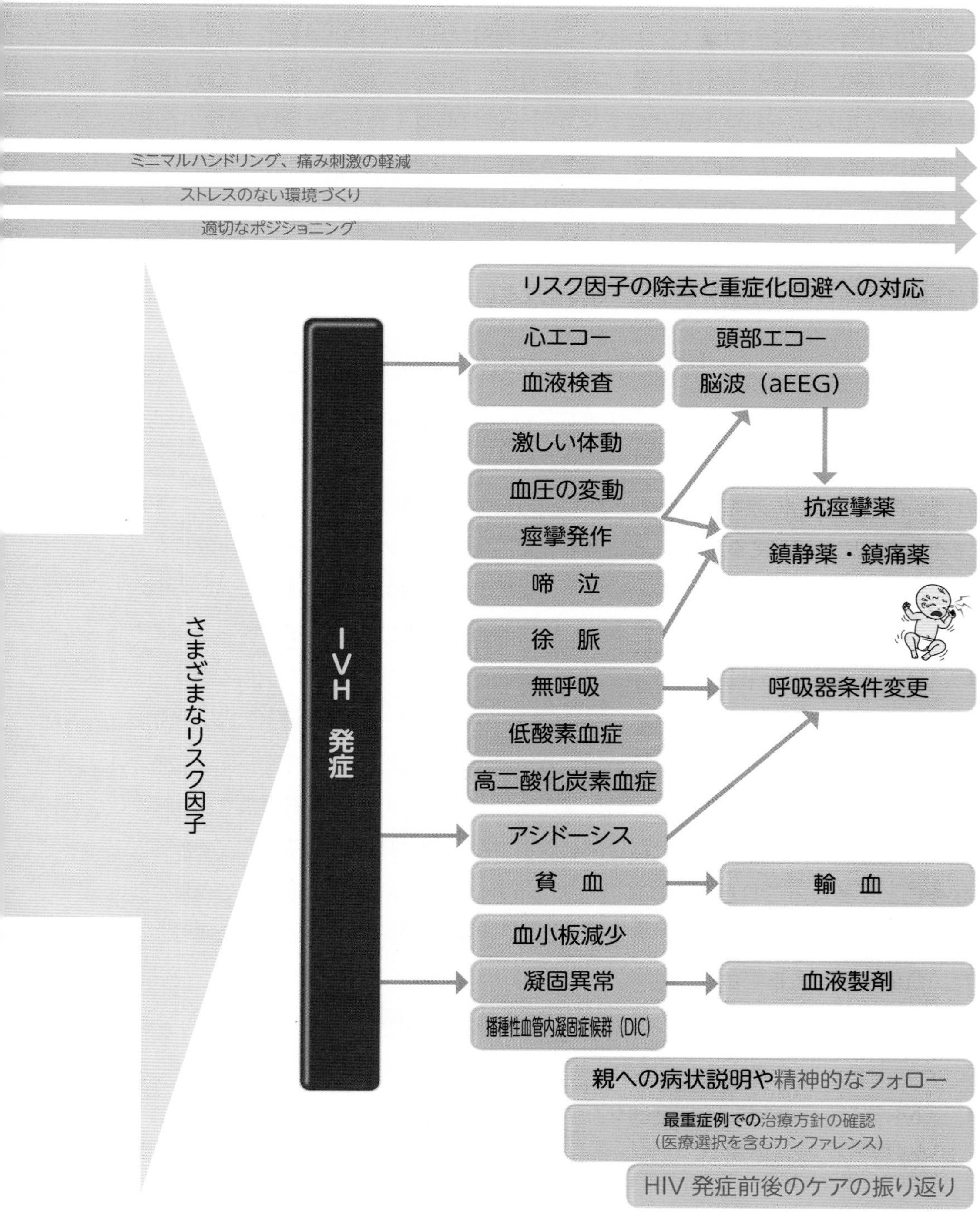

ミニマルハンドリング、痛み刺激の軽減

ストレスのない環境づくり

適切なポジショニング

さまざまなリスク因子

IVH 発症

リスク因子の除去と重症化回避への対応

心エコー
頭部エコー
血液検査
脳波（aEEG）

激しい体動
血圧の変動
痙攣発作
啼　泣
徐　脈
無呼吸
低酸素血症
高二酸化炭素血症
アシドーシス
貧　血
血小板減少
凝固異常
播種性血管内凝固症候群（DIC）

抗痙攣薬
鎮静薬・鎮痛薬

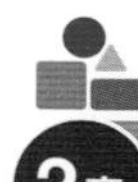

呼吸器条件変更
輸　血
血液製剤

親への病状説明や精神的なフォロー

最重症例での治療方針の確認
（医療選択を含むカンファレンス）

HIV 発症前後のケアの振り返り

脳室内出血（IVH）とは？

脳室内出血（intraventricular hemorrhage：IVH）は側脳室の脳室上衣下胚層から出血を起こす病態で、早産児に合併しやすい疾患です。特に在胎 32 週未満、極低出生体重児ではそのリスクは高く、在胎週数が早ければ早いほど、出生体重が小さければ小さいほど発症率が高くなると考えてよいでしょう。IVH を合併した早産児ではその後の神経学的後遺症を来す可能性があり、特に後に示す重症 IVH や出血後水頭症を来した場合では児の発達予後が非常に悪くなることがあるため、早産児では避けたい合併症の 1 つです。IVH は生後早期に起こりやすく、発症した児の 90% が生後 72 時間までに発症するといわれています [1)]。また、わが国の IVH の発症率は極低出生体重児で 13%程度という報告もありますが、近年発症率を減少することができている施設もあり、施設間の違いも見受けられています [2)]。

●原　因

早産児に IVH が起こりやすい原因としては次のようなことが挙げられます。IVH の出血部位である脳室上衣下胚層は未熟でもろい組織でできており、さらに血管壁が薄い血管が豊富に流れていることが脳組織としての問題になります。また、早産児では成熟児と比べて脳血流の自動調整能が不安定なため、脳血流の変化を抑える機能が劣っており、組織的な問題に加え、脳血流の変動が IVH の原因となります。脳室上衣下胚層から心臓に戻って流れていく静脈系は大きく屈曲する構造であるため、静脈のうっ血を来しやすいことも原因の 1 つです。早産児に合併しやすい未熟児動脈管開存症（patent ductus arteriosus；PDA）や生後数日の間に胎児循環から出生後の循環動態への適応が順調でなかった状況で起こり得る心機能の低下などでも、静脈系のうっ血を引き起こす可能性があると考えられています。

早産児では、在胎週数が早ければ早いほど生後早期に呼吸・循環動態が不安定になることが多く、これらの時期に発症する IVH の合併をいかに減らして、急性期管理を終えることができるかどうかが、私たちが生後の児とともにまずは乗り越えたい合併症といえるでしょう。

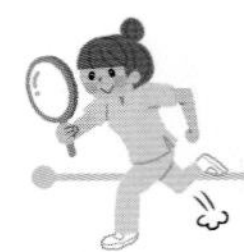

見逃せない所見

IVH 発症後の症状としては、急激な血圧の変動や徐脈、無呼吸発作、酸素化の悪化、激しい体動、痙攣などが挙げられます。ただし、これらの症状は早産児の急性期管理において他の疾患でも起こり得る症状で IVH 特有の症状があるわけではありません。また、これらの症状そのものがIVH発症の誘因となる場合もあり、いつIVHが発症したのかを明らかにすることは難しいこともあります。いずれにせよこれらの所見の発見を見逃さず、かつ症状が続かないように対応しなければなりません。それまで体動や啼泣があっても、気管吸引やホールディングなどのケアを行うことで落ち着いていた児がなかなか落ち着かないなどの状況ではIVHを起こしているかもしれません。ただし、軽症例などでは無症状のまま経過し、定期的なエコー検査によって発見されることもあります。

検査・ケアのポイント

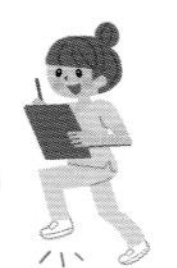

●循環管理（エコー検査）

循環動態の変化が脳血流の変化や脳静脈のうっ血を引き起こす可能性があることから、わが国の多くの施設では早産児の急性期管理において繰り返し心エコー検査を行っています（**図1**）。循環器を専門としない小児科医でも心エコー検査を行い、早産児の循環管理の指標に用いることはわが国の新生児医療の特徴でもあります。PDAの症候化はIVHの合併のリスクとなるため、PDAのコントロールのためにもエコー検査は欠かせません。未熟児PDAの治療に用いられるインドメタシンをIVHのリスクの高い早産児に予防的に投与することで予防につながるという治療方針もあります[3)]。また、心エコー検査に加え、IVHを早期に発見するために、急性期管理では頭部エコー検査も行われます（**図2**）。IVHの好発部位に近い脳静脈である内大脳静脈の血流波形をエコー検査で評価することが発症予防につながる可能

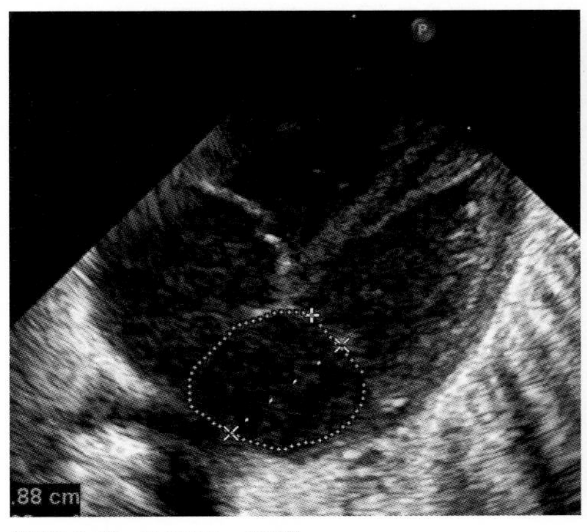

図1 心エコー画像

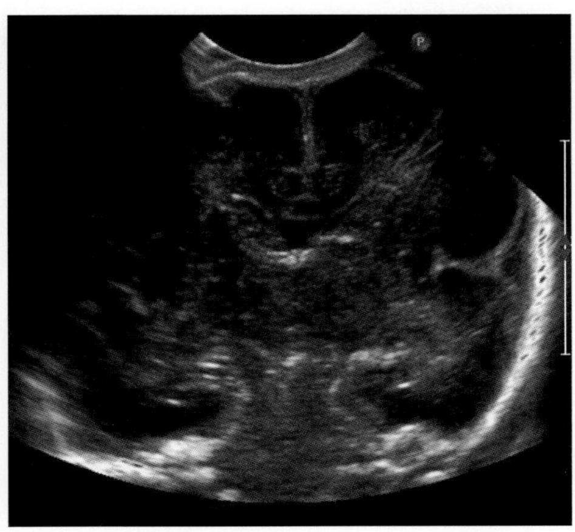

図2 頭部エコー画像

性がないかという試みも、わが国から報告が上がっています[4、5]。

●脳室内出血（IVH）の分類

IVHの重症度の分類としてはPaplie分類が広く用いられています[6]。元々はCT検査に基づいた分類ですが、実際の診療の現場では生後早期にCT検査を行うことが少ないこともあり、エコー検査の所見（**図3**）からPaplie分類を用いIVHの重症度が評価されています（**図4**）[7]。Paplie分類のGrade 3以上のIVHは重症IVHと呼ばれ、Grade 2以下のIVHと比べ、その後の神経発達予後が悪くなることが予想されます。これらの分類を元に診療録には「右IVH Grade 1」、「左IVH Grade 2」などと記載されます。

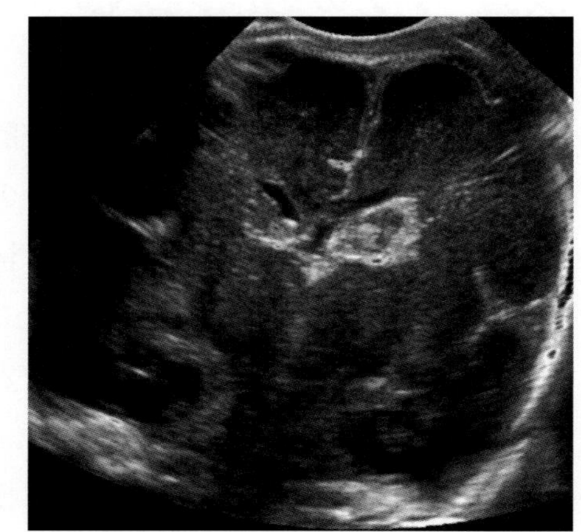

図3 頭部エコー画像（IVH）

●ミニマルハンドリング

IVHの予防には脳血流の変動を最小限にする管理を心掛けることが重要で、エコー検査や採血などの検査およびさまざまな処置やケアをミニマルハンドリングで行う必要があります。ミニマルハンドリングとは、児に対して処置を行うときに不用意な刺激を避けることをいいます。早産児の急性期管理ではこれらのミ

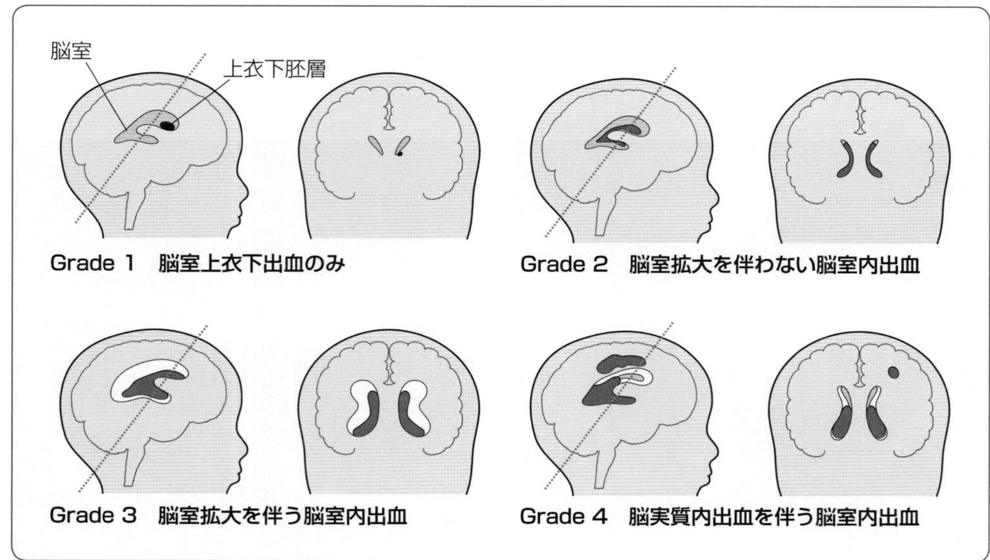

図4 Papile分類（脳室内出血の重症度分類）（文献7を参考に作成）

ニマルハンドリングを行うことが看護ケアでは求められます。また、施設の環境づくりも大切です。保育器周囲の処置時の音やわれわれスタッフの会話が児にとってストレスになっている可能性があることを忘れてはいけません。

●鎮静薬を用いた急性期管理

IVH の好発時期に児を鎮静することで、血圧の急激な変動を抑えられ、徐脈発作や啼泣を少なくするなどの効果が期待でき、IVH の要因である脳血流の変動や脳静脈のうっ血を抑えることにつながり IVH が軽減できる可能性があるという報告があります[8、9)]。鎮静作用に加え、鎮痛作用のある薬剤では痛み刺激の軽減にもつながることが期待できます。鎮静薬としてはバルビツール酸系のフェノバルビタールやオピオイド系のモルヒネ塩酸塩、フェンタニルなどが早産児の急性期管理では用いられます。しかし、鎮静薬の投与を行えば IVH の合併の軽減が保証されるわけではありません。また、鎮静をしなくても IVH の合併を減らすことができている施設もあります。IVH は単一因子で起こる合併症ではないため、施設として IVH の軽減を目指す場合はその施設の総合力が問われているのかもしれません。

●血液検査

低酸素血症や低および高二酸化炭素血症、アシドーシスは脳血流の変化を引き起こす要因となり IVH 合併のリスクが高まります。IVH 発症後にはアシドーシスの進行や貧血、凝固系の異常を認める場合があり血液検査は欠かせません。

●脳室内出血（IVH）発症後の対応

IVH の合併が分かると多くのスタッフが落ち込み、現場の雰囲気はあまり良いものではないかもしれません。発症の原因を明らかな根拠もなく自分のケアの責任ではないかといわれ、その場から逃げ出したくなる場合もあるでしょう。しかし、IVH に対する治療やケアは IVH 発症後の対応が非常に重要になります。例えば IVH の発見が初めは片側にとどまり軽症であった場合でも、その後、対側にも IVH が発症する場合や出血が拡大することが起こるため、IVH 発症後にさらなる重症化を防ぐという意識を持つことが大切です。ケアを行う際にはミニマルハンドリングを心掛けることは IVH の予防と同様です。痙攣を起こす場合や体動が激しい場合には抗痙攣薬の投与や鎮静薬、鎮痛薬の投与を必要とすることもあります。心拍数や SpO_2 が不安定な場合もあり、人工呼吸の設定の変更や貧血の進行、血小板の減少、凝固系の異常を来し、輸血や点滴指示が追加されますので、IVH 発症後にへこんでいる暇はありません。

「違い」に気付く！

先輩ナースへ報告するポイント

「見逃せない所見」でも述べたようにIVH特有の症状がない以上、「今までとは違うな」というバイタルサインの変化を捉えることが大切になります。しかし、経験が少ない場合は報告が過剰となる場合や逆に報告が遅くなる可能性もありますが、多少、オオカミ少年になっても構わないでしょう。また、IVHが合併したときにケアを担当した場合には、今後の治療やケアに今回のIVHの合併を生かすためにどんなイベントがあったかをささいなことでも報告できるようにしておきましょう。今後、IVHの合併が減少していくとIVHを合併した児のケアに携わる機会も少なくなるかもしれません。経験豊富な先輩ナースにIVH発症時の観察やケアポイントなどを気軽に話してもらえるような施設の風土作りも大切かもしれません。

引用・参考文献

1) Volpe, JJ. "Intracranial hemorrhage: germinal matrixintraventricular hemorrhage". Volpe's Neurology of the Newborn. 5th ed. Philadelphia, Saunders, 2008, 517-88.
2) Kusuda, S. et al. Morbidity and Mortality of Infants With Very Low Birth Weight in Japan : Center Variation. Pediatrics. 118 (4), 2006, e1130-8.
3) 平野慎也ほか．超低出生体重児の脳室内出血および動脈管開存症の発症予防（ランダム化比較試験）．日本小児臨床薬理学会雑誌．20（1），2007，98-102.
4) 豊島勝昭ほか．脳保護を目指した在胎25週未満の超低出生体重児の至適血圧の検討．日本周産期・新生児医学会雑誌．45（4），2009，1201-4.
5) 池田智文．早産児の急性期管理における内大脳静脈の血流波形の評価．日本新生児成育医学会雑誌．31（2），2019，317-21.
6) Papile, L A. et al. Incidence and Evolution of Subependymal and Intraventricular Hemorrhage : A Study of Infants With Birth Weights Less Than 1,500Gm. J Pediatr. 92 (4), 1978, 529-34.
7) 金城唯宗．"脳室内出血"．新生児の疾患・治療・ケア．献田聡監．大阪，メディカ出版，2016，102.
8) 池上等ほか．超低出生体重児に対するIVH発症予防のための急性期循環管理法：塩酸モルヒネ持続療法の検討．日本周産期・新生児医学会雑誌．44（1），2008，62-7.
9) 豊島勝昭ほか．"超低出生体重児の急性期循環管理における塩酸モルヒネ静注療法の有効性と安全性について"．周産期シンポジウム抄録集．29．東京，メジカルビュー，2001，95-102.

青森県立中央病院新生児科部長　**池田智文**　いけだ・としふみ

MEMO

11 脳室周囲白質軟化症（PVL）

病態・ケアマップ

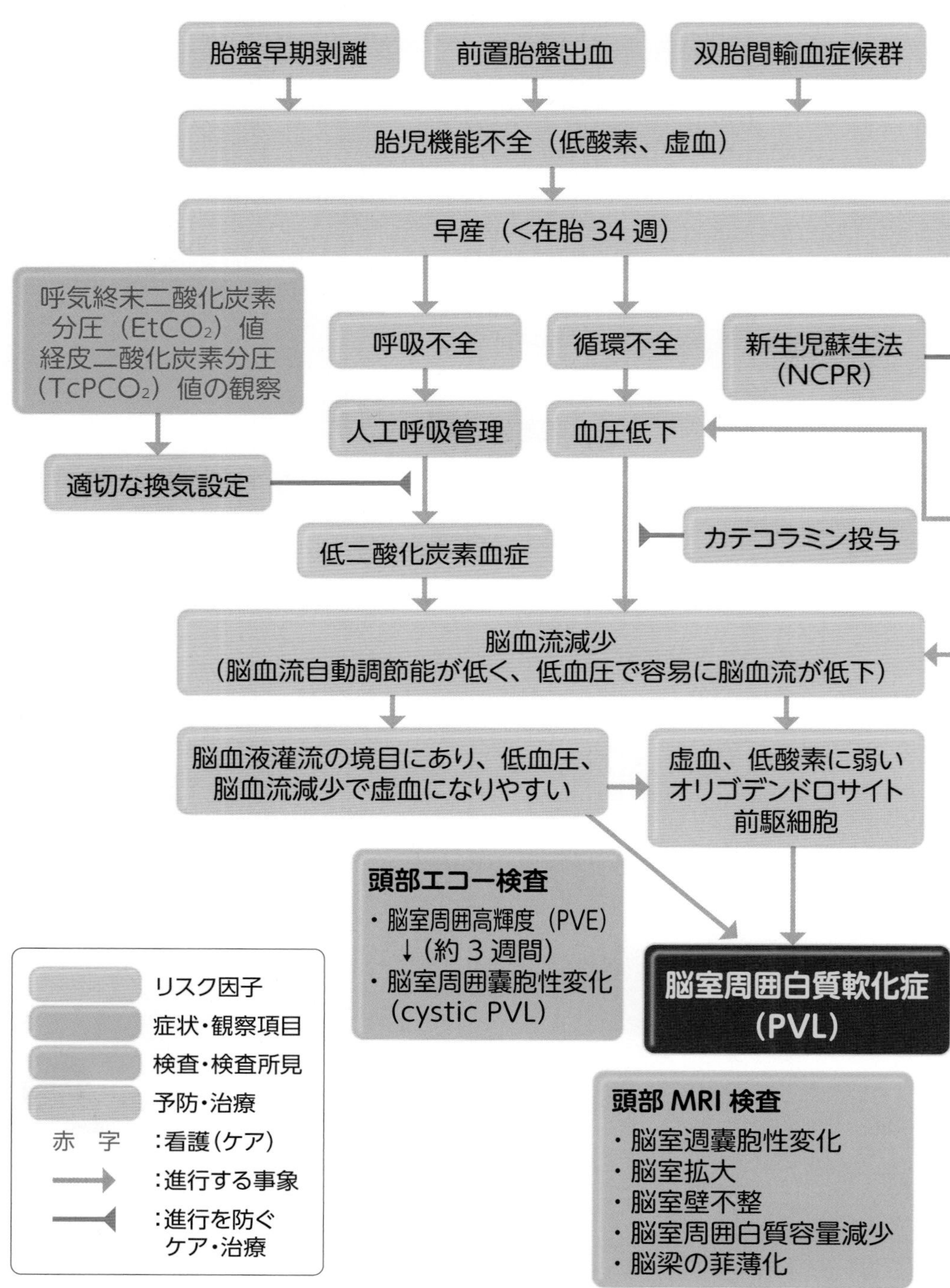

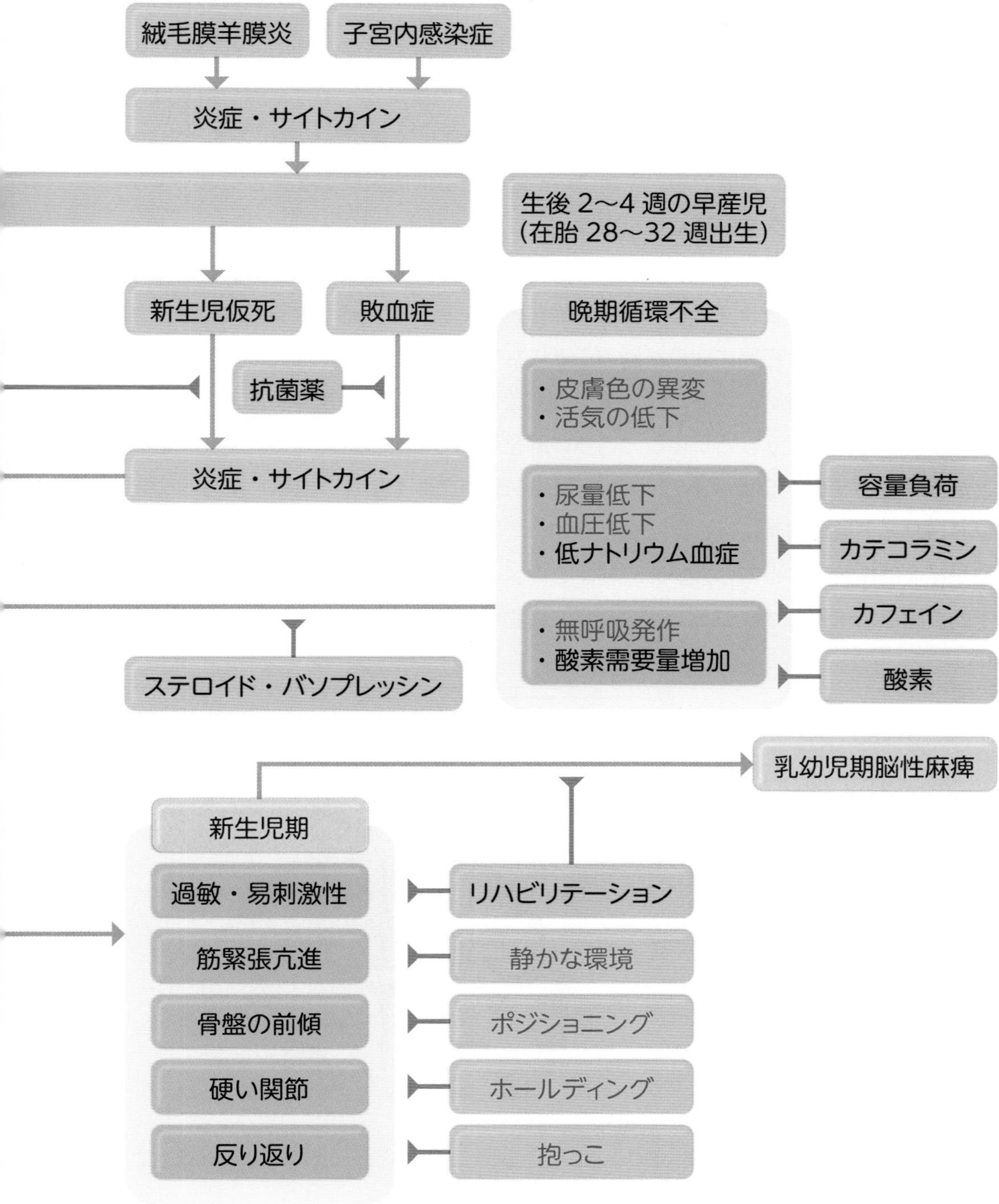

絨毛膜羊膜炎
子宮内感染症
炎症・サイトカイン
新生児仮死
敗血症
抗菌薬
炎症・サイトカイン
ステロイド・バソプレッシン

生後 2〜4 週の早産児
(在胎 28〜32 週出生)
晩期循環不全
・皮膚色の異変
・活気の低下
・尿量低下
・血圧低下
・低ナトリウム血症
・無呼吸発作
・酸素需要量増加
容量負荷
カテコラミン
カフェイン
酸素

乳幼児期脳性麻痺
新生児期
過敏・易刺激性
筋緊張亢進
骨盤の前傾
硬い関節
反り返り
リハビリテーション
静かな環境
ポジショニング
ホールディング
抱っこ

脳室周囲白質軟化症（PVL）とは？

脳室周囲白質軟化症（periventricular leukomalacia；PVL）は、主として在胎25週〜32週ごろに出生した早産児に起こる中枢神経疾患です。

発症要因は循環不全による脳血流減少や低酸素、細菌感染症などが挙げられます。

胎齢28〜32週ごろの脳室周囲白質（**図1**）は低酸素や炎症に特に弱く、傷つきやすい特徴があります。このころに胎児機能不全（高度変動一過性徐脈や持続性徐脈）や子宮内での先天感染のため出生した児は、発症リスクが高くなります。また、在胎28週未満の超早産児でも、生後2〜4週間ころに血圧低下を伴う循環不全がみられると発症のリスクが高くなります。

早産児の脳室周囲への血流は、脳の表面から入ってきた動脈と、脳の深部から入ってきた動脈から届きます。どちらの動脈も先端に近づくと細くなるので、血圧が下がると脳室周囲は容易に血流が減ることになります。また、早産児は脳血流の自動調節能が弱く、徐脈になるだけで脳への血流が減ってしまいます。血流の減少は虚血を引き起こします。さらにこのころの脳室周囲では、神経線維の髄鞘化に必要となるオリゴデンドロサイトが作られている最中です（**図1**）。成熟したオリゴデンドロサイトは低酸素にはさほど弱くないのですが、成長中の未熟なオリゴデンドロサイトは低酸素にとても弱いのです。このように虚血になりやすい解剖学的生理学的要因と、未熟なオリゴデンドロサイトの脆弱性によって、脳室周囲には低酸素

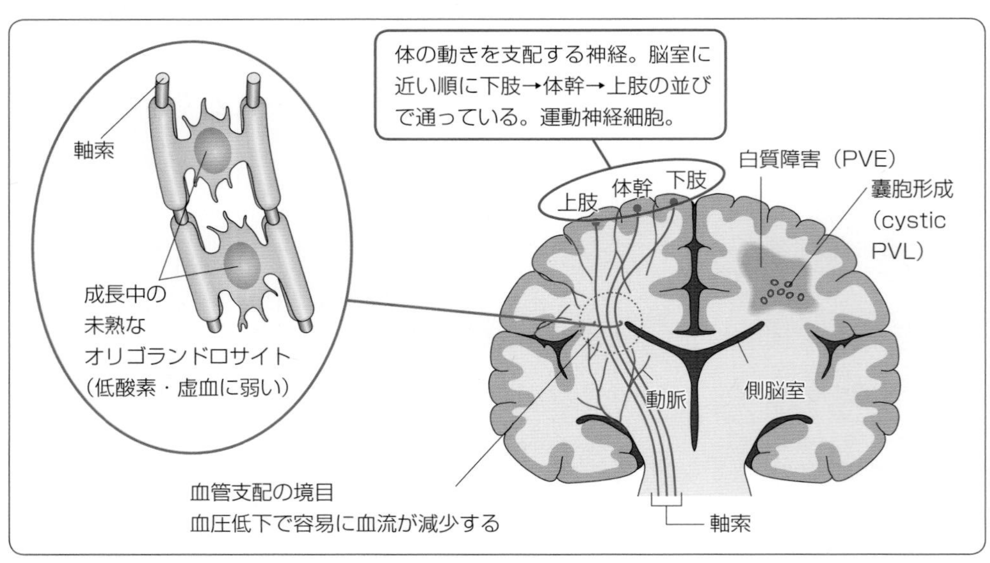

図1 PVLの模式図

虚血の影響がとても出やすいのです。

早期発見には頭部エコー検査が有効で、脳室周囲白質部分の嚢胞形成が特徴的です（図 2）。頭部 MRI でも同様の所見が得られます（図 3）。このような典型的な脳室周囲嚢胞性変化（cystic PVL）は最近減少しています。一方で頭部 MRI 検査の進歩により、軽微な脳白質障害が広範に認められる症例が見つかってきています。

発症後の症状は運動麻痺ですが、NICU 入院期間中に出現することはほとんどありません。しかし、過敏や易刺激性、啼泣時の反り返り、手を常に硬く握りしめているなどが見られることがありますので、ポジショニングやホールディングによって、筋緊張の軽減と心理的安定を援助するようにしましょう。脳室周囲白質には脳室に近い方から下肢、体幹、上肢の順に運動神経（錐体路）が通っています（図 1）。乳児期後半には軽症児では下肢、重症児であれば上肢に至るまでの麻痺が明らかになってきます。

ⓐ冠状断

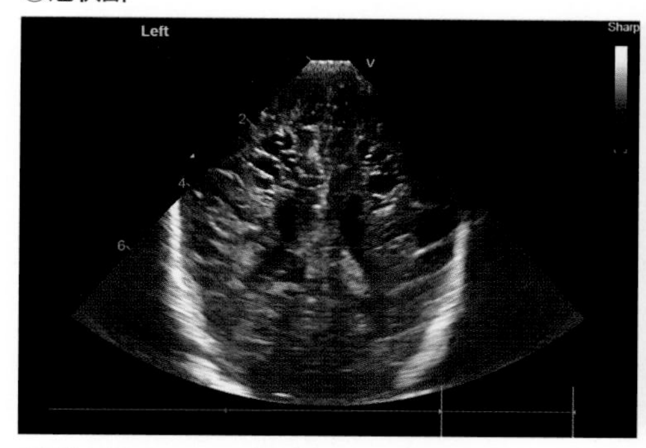

ⓑ矢状断

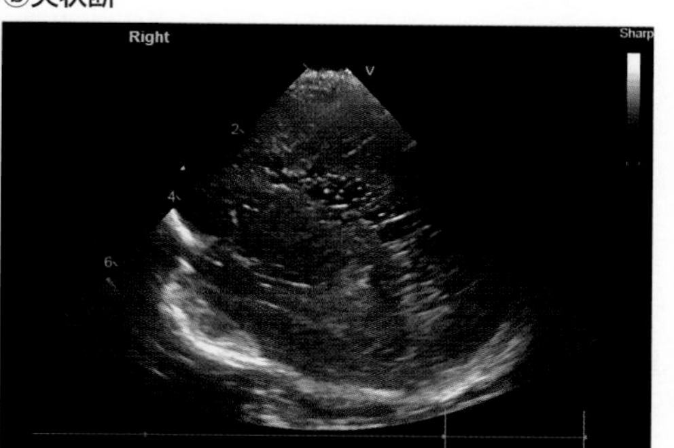

図 2 PVL の頭部エコー画像

ⓐ冠状断

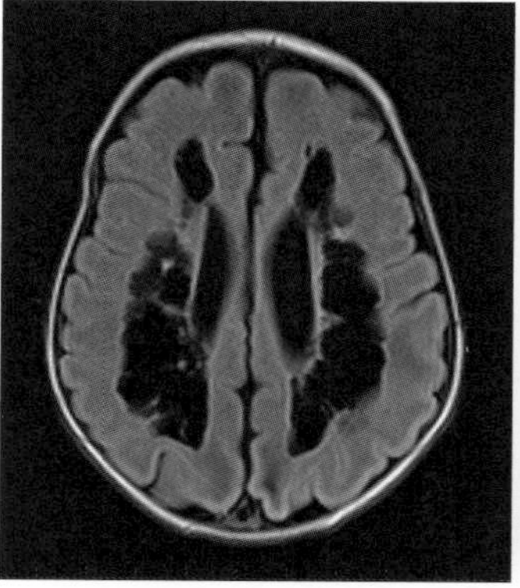

ⓑ矢状断

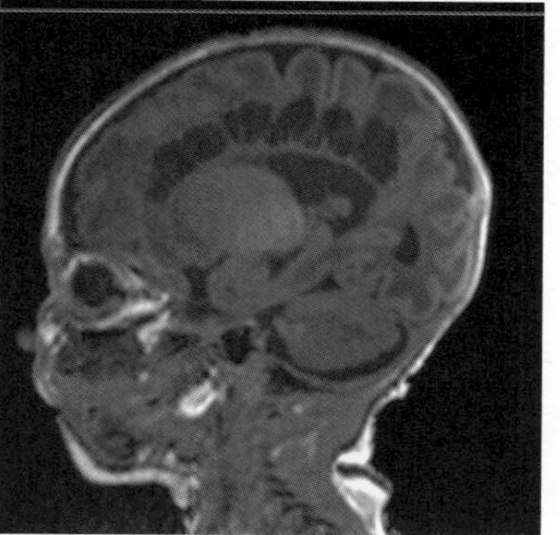

図 3 PVL の頭部 MRI 画像

治療法は残念ながらありません。乳児期から理学療法による関節の拘縮や変形の予防、座位や立位、歩行の獲得訓練を始めます。診断名が告知された際の患者家族のショックや不安は大きく、家族に寄り添う姿勢が大切です。また抱っこやポジショニングの指導などを通して、家族が児の支援を行いやすくするように援助することも大切です。

見逃せない所見

●周産期情報

在胎週数（在胎 33 週未満）、胎児機能不全（高度変動一過性徐脈、持続性徐脈）、多胎、双胎間輸血症候群、前置胎盤出血、前期破水、子宮内での細菌感染、絨毛膜羊膜炎などの有無。

●出生時情報

新生児蘇生措置への反応、Apgar スコア（新生児仮死の程度）、臍帯動脈血の pH。

●入院時の状態

呼吸管理の有無、バイタルサイン（心拍数、呼吸数、体温、血圧）、体動や筋緊張の程度。

●入院時検査

白血球数、CRP 値の異常、重度貧血。頭部エコー検査による脳室周囲白質の輝度や脳室拡大の有無、脳梁の菲薄化、脳血流異常。

●入院中の状態

重度の無呼吸発作（皮膚刺激を要する SpO_2 低下を伴う徐脈など）の頻度、呼吸不全症状（FiO_2 の増加や、多呼吸、陥没呼吸の出現など）、循環不全症状（収縮期血圧が通常の 8 割未満、尿量の急速な減少など）は脳への酸素供給量が減少するので、見逃せない所見です。また、気管挿管による人工呼吸管理中に、呼気終末二酸化炭素分圧（$EtCO_2$）モニターや経皮二酸化炭素分圧（$TcPCO_2$）モニターの数値が異常に低い場合、低二酸化炭素血症による脳血流減少と酸素供給量減少が起こっている可能性があります。

●発症後の状態

特有の症状はありませんが、反り返り、骨盤の前傾、四肢関節の硬さなどは筋緊張異常のサインであり、理学療法の開始を考慮する上で見逃せない所見です。

検査・ケアのポイント

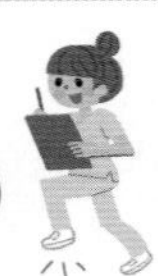

NICU 入院中に PVL の発症を疑わせる臨床症状はありません。頭部エコー検査で特徴的な画像所見を示すため、リスクのある早産児の主治医は、定期的に頭部エコー検査を行い PVL の有無を確認しています。頭部エコー検査では脳室周囲のエコー輝度上昇の持続や嚢胞状の変化が認められます（**表**）。一方で広範かつ軽微な白質障害はエコー検査では捉えることはできません。そのため在胎 34 週未満で出

表 脳室周囲白質のエコー輝度評価

PVE1 度	脳室周囲白質の高輝度領域を認めるが、脈絡叢より輝度が低いもの
PVE2 度	脳室周囲白質の高輝度領域を認め、脈絡叢と輝度が同等のもので側脳室三角部周囲白質に限局するもの
PVE3 度	脳室周囲白質の高輝度領域を認め、脈絡叢より輝度が高いもの 脳室周囲白質の高輝度領域が脈絡叢と同等で三角部白質を越えて広範に認められるもの

（文献 1 より引用、著者訳）

生した新生児が退院する前には、必ず頭部 MRI 検査を行っています。

治療法はありませんが、日常の愛護的ケアを継続することは大切です。反り返りや四肢関節の抵抗の強さなどを、よく観察しましょう。啼泣している児に経口哺乳を始めるときや、沐浴のために衣服を脱ぎ着せるときに肌や手で異常を感じることも多くあります。ポジショニングによる安定姿勢の維持、筋緊張の緩和、ホールディングによる精神的緊張の緩和を心掛けるとよいでしょう。

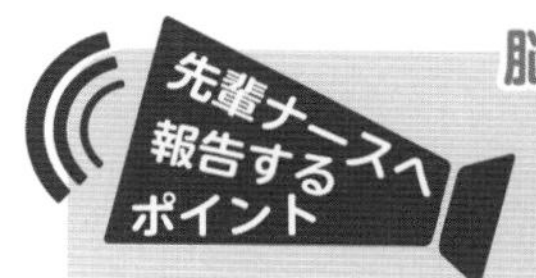

脳室周囲白質軟化症（PVL）の注意！

- 無呼吸発作の頻度や回復刺激回数の増加、経皮的動脈血酸素飽和度（SpO_2）の下限値の維持が困難で、陥没呼吸や多呼吸などが認められるとき。
- $EtCO_2$ や $tcPCO_2$ の数値が施設の基準値や指示値を下回るとき。
- 循環：突然の血圧低下（平時の 80% 未満）、尿量の急速な減少がみられるとき。
- 神経：発症後に、反り返りや骨盤の前傾、四肢関節の硬さが、継続して認められるとき。

引用・参考文献

1) Back, SA. et al. Cellular and molecular pathogenesis of periventricular white matter injury. M R Dev D Res Rev. 3（1），1997，96-107.
2) 川瀬恒哉ほか．"脳室周囲白質軟化症"．新生児の代表的疾患と病態生理マスターブック．大木茂編．Neonatal Care 春季増刊．大阪，メディカ出版，2017，123-7.
3) 前田剛志．"脳室周囲白質軟化症"．ケースでみる・わかる 新生児の画像検査．中村友彦編．Neonatal Care 春季増刊．大阪，メディカ出版，2016，175-81.
4) 田中龍一ほか．PVL の見方，部位別発生と予後（CP など）の関連．周産期医学．45（10），2015，1413-6.
5) 鈴木悟．脳室周囲白質軟化症．周産期医学 41（増刊）．東京，東京医学社，2011，656-8.
6) 佐藤義朗．脳室周囲白質軟化症．周産期医学 46（増刊）．東京，東京医学社，2016，718-21.

熊本大学病院小児科講師 **岩井正憲** いわい・まさのり

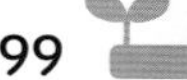

12 低血糖

病態・ケアマップ

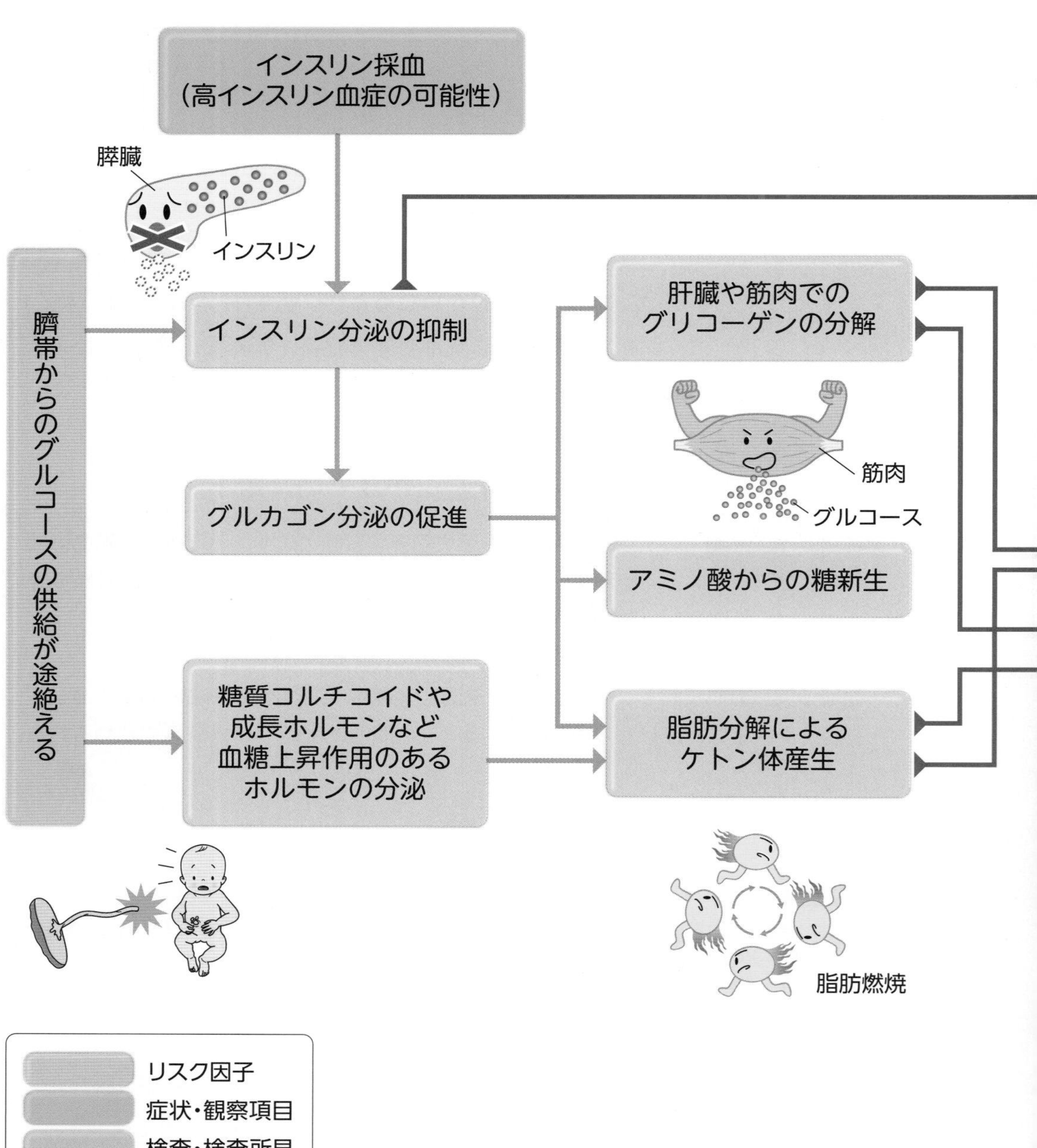

リスク因子
症状・観察項目
検査・検査所見
赤　字　:看護(ケア)

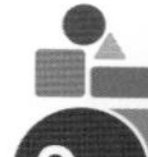

糖代謝異常の母親

新生児仮死

巨大児

母親のリトドリン使用

SGA児

早産・低出生体重児

グルコース消費亢進
・新生児仮死
・呼吸障害
・低体温
・感染症
・多血症

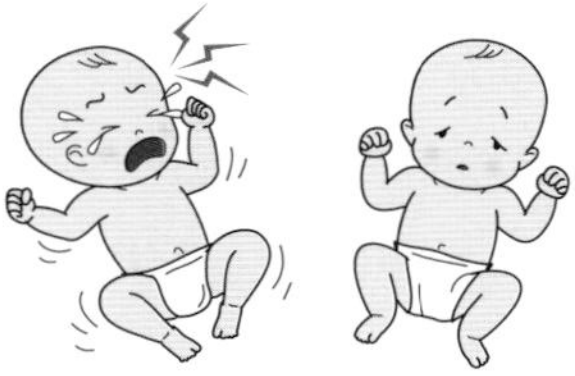

血糖測定
（ハイリスク児は
無症状でも行う）

低血糖

・低血糖症状の観察
・早期授乳や輸液管理の開始

中枢神経症状
・活気低下
・哺乳不良
・筋緊張低下
・易刺激性
・傾　眠
・無呼吸
・痙　攣

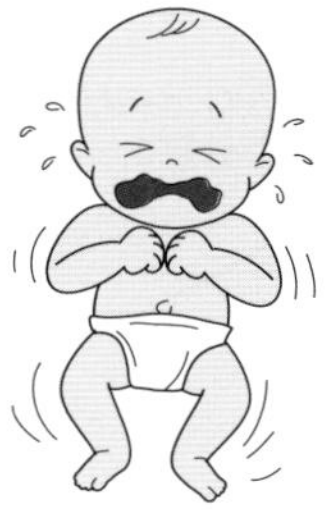

交感神経症状
・頻　脈
・発　汗
・多呼吸
・皮膚蒼白
・チアノーゼ

低血糖とは？

低血糖は正期産児でも約10％に見られ、新生児医療の中でもよく目にする病態の一つですが、適切なタイミングで治療が行われないと中枢神経障害を引き起こし得るため早期の発見と介入が重要です[1)]。

新生児は出生時に胎盤から切り離されると、それまで臍帯を介して母親から送られていたグルコースの供給が途絶えてしまいます。そのため、出生後1〜2時間ほどで血糖は最低値となりますが、①インスリン分泌の抑制や血糖上昇作用のあるホルモンの分泌促進、②肝臓や筋肉のグリコーゲンの利用、③アミノ酸からの糖新生や脂肪分解などの血糖維持機構が働き、正常新生児であれば出生後2〜3時間ほどで血糖は上昇するため、低血糖に陥ることはありません（**図**）[2)]。

一方で、何らかの原因で上記①〜③のいずれかがうまく機能しない児や、糖の消費が亢進している児は低血糖のハイリスクといえます。

糖代謝異常の母親から生まれた児（infant of diabetic mother；IDM）やSGA（small for gestational age）児、新生児仮死、母体のβブロッカー（リトドリン）使用などでは、上記①のインスリン分泌が抑制されず高インスリン血症となります。また、早産・低出生体重児、SGA児はグリコーゲン貯蔵や皮下脂肪が少ないため、

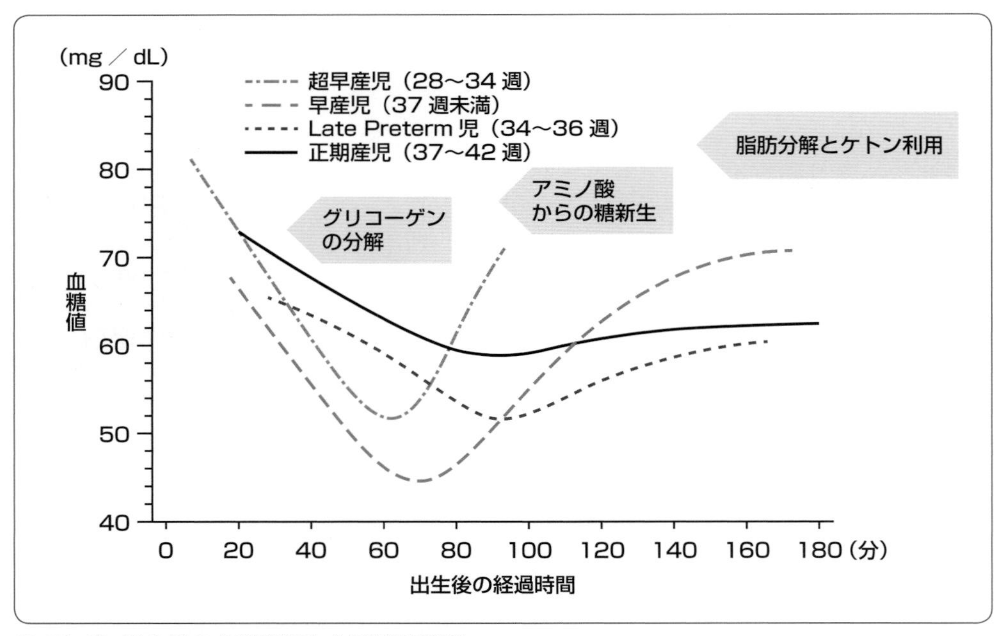

図 出生後の血糖推移と血糖維持機構

（文献2より引用、著者訳）

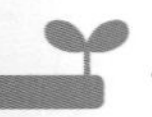

上記②③によるグルコースの産生や脂肪酸の利用が十分に行われません。さらに、新生児仮死や低体温、感染、呼吸障害などはエネルギー需要が高いため、糖の消費が亢進して低血糖に陥りやすい病態です。その他、頻度は高くありませんが、グリコーゲンの利用がうまくできない糖原病、糖新生や脂肪酸利用に関わる酵素が欠損する先天代謝異常症でも低血糖を呈することがあります。

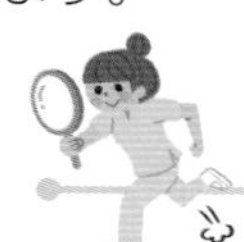

見逃せない所見

一般に低血糖の症状としては、易刺激性や痙攣、哺乳不良、活気低下などの中枢神経症状と頻脈、多呼吸、多汗などの交感神経症状に注意が必要です（**表1**）。

いずれも非特異的な所見ばかりで低血糖に特徴的な症状はないため、普段と様子が違うと感じたら低血糖を疑うことが重要です。また、血糖が低くても症状を呈さない無症候性低血糖もあるため、母親や児の情報から低血糖のハイリスクであることが予測される場合、後述のように症状がなくても定期的な血糖測定を行うことが必要です。

表1 低血糖の症状

中枢神経症状	交感神経症状
・活気不良	・頻　脈
・哺乳力低下	・多呼吸
・筋緊張低下	・多　汗
・易刺激性	・皮膚蒼白
・傾　眠	・チアノーゼ
・痙　攣	
・無呼吸発作	

検査・ケアのポイント

新生児における低血糖の定義については長年にわたりさまざまな議論が行われています。低血糖と神経学的後遺症に関するいくつかの検討から、海外では新生児低血糖の基準として血糖47mg/dL未満が広く用いられていますが[3]、科学的根拠は十分ではなく明確な閾値を決定することは困難です。中枢神経障害を予防するためには安全域を考慮して血糖管理を行うことが重要です。実際には多くの施設で、血糖40～50mg/dLが介入基準として採用されています。

近年、米国小児科学会（American Academy of Pediatrics；AAP）および米国小児内分泌学会（Pediatric Endocrine Society；PES）からそれぞれ血糖管理指針が発表されています（**表2**）[4, 5]。AAPの指針では低血糖の症状がある場合、血糖 40mg/dL 以上を、症状がない場合、生後 4 時間までは 40mg/dL 以上、生後 4 時間以降は 45mg/dL 以上を維持するよう推奨されています。PES では、症状がある低血糖の場合、70mg/dL 以上を、症状がない場合でも生後 48 時間までは血糖 50mg/dL 以上、48 時間以降は 60mg/dL 以上を保つよう推奨されています。

血糖測定の方法として、少量の検体で迅速に測定が行える簡易血糖測定器が広く用いられています。簡易血糖測定器には、家庭用の血糖自己測定（SMBG）機器と医療従事者向けの POCT 対応機器があります（**表 3**）。いずれの機器にも一定の誤差があり、特に多血の検体では実際の値よりも低値に出やすいことに注意が必要です。近年では、多血の影響を受けにくく FDA（アメリカ食品医薬品局）により新生児への使用が認可された POCT 対応機器も発売されています。

低血糖への介入としては、低血糖のハイリスク児や低血糖を疑う症状がある児では血糖測定を行いながら、経口哺乳が可能なら早期授乳を開始します。哺乳や糖液の経口摂取でも血糖が改善しない場合や、経口哺乳が困難な児では、通常 10％糖液から輸液を行います。輸液管理中は、グルコース投与率（glucose infusion rate；GIR）〔mg/kg/ 分〕を計算しながら輸液量や糖濃度を調整します。例えば、体重 2.0kg の児に 10％糖液を 5.0mL/ 時で輸液した場合、

表 2 米国小児学会（AAP）と米国小児内分泌学会（PES）の血糖管理指針

<table>
<tr><th></th><th>生後 0〜4 時間</th><th>生後 4〜24 時間</th><th>生後 24〜48 時間</th><th>生後 48 時間以降</th></tr>
<tr><td rowspan="2">AAP</td><td colspan="2">・スクリーニングの対象：Late Preterm 児、SGA 児、IDM、LGA 児
・低血糖の症状があり血糖 40mg/dL 未満なら輸液開始</td><td colspan="2" rowspan="2"></td></tr>
<tr><td>・無症候性の場合、＞ 40mg/dL を目標
・生後 1 時間以内に早期授乳を開始して、
①＜ 25mg/dL が持続：輸液開始
② 25〜40mg/dL：再度授乳 or 輸液を検討</td><td>・無症候性の場合、＞ 45mg/dL を目標
・2〜3 時間おきに授乳して、
①＜ 35mg/dL 未満が持続：輸液開始
② 35〜45mg/dL：再度授乳 or 輸液を検討</td></tr>
<tr><td rowspan="2">PES</td><td colspan="4">症候性低血糖は＞ 70mg/dL を目標に管理</td></tr>
<tr><td colspan="3">生後 48 時間までは血糖 50mg/dL 以上を維持する</td><td>生後 48 時間以降は、血糖 60mg/dL 以上を維持する</td></tr>
</table>

（文献 4、5 を参考に作成）

表3 血糖自己測定（SMBG）機器と POCT 対応機器

機　種	使用条件	ISO 規格
SMBG 機器	家　庭	＞ 100mg/dL：測定値の 95%の相対誤差が±15%以内
	患　者	＜ 100mg/dL：測定値の 95%の誤差が±15mg/dL 以下
POCT 機器	病　院	＞ 100mg/dL：測定値の 95%の相対誤差が±10%以内
	医療従事者	＜ 100mg/dL：測定値の 95%の誤差が±10mg/dL 以下

GIR＝10×5.0（流速：mL／時）×10（糖濃度：%）/2.0（体重：kg）/60（分）＝4.16…（mg/kg/分）

となります。糖濃度が 10〜12%以上では静脈炎のリスクがあるため、経皮的中心静脈カテーテル（PI カテーテル）を確保します。

さらに正常な血糖を保つのに GIR6〜8mg/kg/ 分以上の輸液を必要とする場合、高インスリン血症を疑い、低血糖時の検体（critical sample）でインスリンやケトン体分画などを測定します。高インスリン血症の診断がついたら、ジアゾキシドの投与を考慮します。

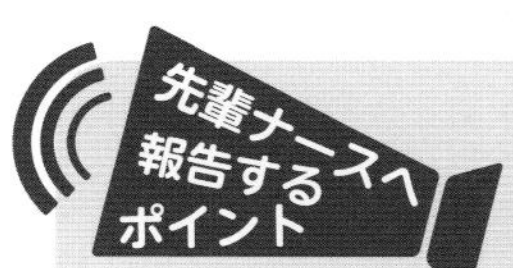

血糖測定を行うタイミング！

低血糖に特異的な症状はないため、易刺激性や活気不良など「何かおかしい」「いつもと違う」と感じたら低血糖を疑って、血糖測定を行うことが大切です。また、長時間の絶食や輸液の停止（閉塞、点滴漏れ）などでも低血糖に陥ることがあり注意が必要です。

さらに、母親や児の情報から低血糖のハイリスクとなる要因がある場合、症状がなくてもスクリーニングとして血糖測定を行う必要があるため、早産児や糖代謝異常の母親から生まれた児、SGA 児などのリスクをしっかり把握しておきましょう。

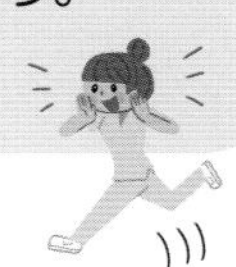

引用・参考文献

1) Thompson-Branch A, et al. Neonatal Hypoglycemia. Pediatr Rev. 38（4）, 2017, 147-57.
2) Kaiser, JR. et al. Newborn Plasma Glucose Concentration Nadirs by Gestational-Age Group. Neonatology. 113（4）, 2018, 353-9.
3) Tin, W. Defining neonatal hypoglycaemia : a continuing debate. Semin Fetal Neonatal Med. 19（1）, 2014, 27-32.
4) Committee on Fetus and Newborn. et al. Postnatal glucose homeostasis in late-preterm and term infants. Pediatrics. 127（3）, 2011, 575-9.
5) Thornton, PS. et al. Recommendations from the Pediatric Endocrine Society for Evaluation and Management of Persistent Hypoglycemia in Neonates, Infants, and Children. J Pediatr. 167（2）, 2015, 238-45.

熊本市民病院新生児内科 **南谷曜平** みなみたに・ようへい

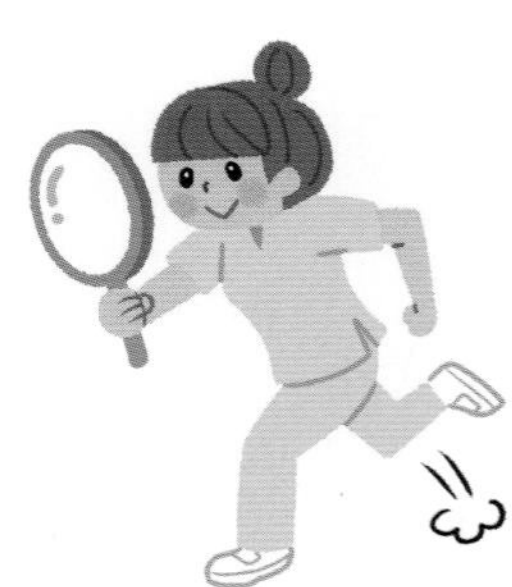

MEMO

{ 感染症 }

13 敗血症

病態・ケアマップ

母子感染の可能性
・前期破水
・母親の発熱
・母親の B群連鎖球菌（GBS）感染症
・保菌歴
・胎児心拍数モニターでの頻脈
・羊水混濁
・絨毛膜羊膜炎

児の易感染性の要因
・補体が低値である
・好中球・単球・マクロファージ・ナチュラルキラー（NK）細胞機能が低い
・子宮内が無菌的な環境であるため、B 細胞・T 細胞が賦活化されていない

児の現在の状況
・中心静脈カテーテルの長期留置
・気管挿管チューブの使用
・各種ドレーンなどの医療機器の使用
・ステロイドの使用歴

→

敗血症
・細　菌
・ウイルス
・真菌　など

血液・尿・髄液など必要な各種培養を速やかに採取した上で抗菌薬投与を開始する。

↓

・早発型（EOS）：アンピシリン+アミノグリコシド系

・遅発型（LOS）：各施設のアンチバイオグラムと児の保有している菌に準じた抗菌薬を選択。
セフェム系+バンコマイシンなど

リスク因子
症状・観察項目
検査・検査所見
予防・治療
赤　字　：看護（ケア）

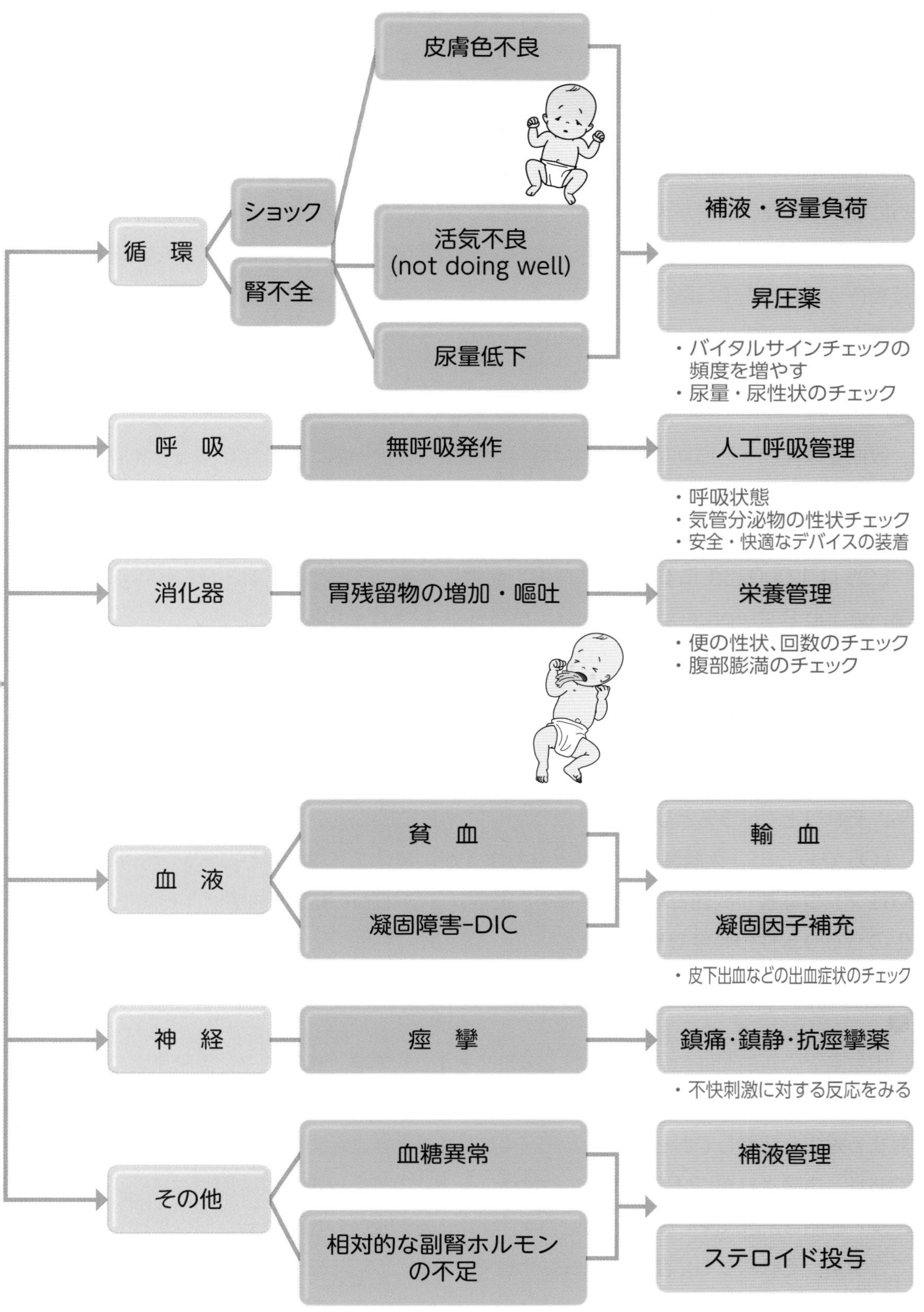
皮膚色不良
循　環
ショック
腎不全
活気不良
(not doing well)
尿量低下
補液・容量負荷
昇圧薬
・バイタルサインチェックの頻度を増やす
・尿量・尿性状のチェック
呼　吸
無呼吸発作
人工呼吸管理
・呼吸状態
・気管分泌物の性状チェック
・安全・快適なデバイスの装着
消化器
胃残留物の増加・嘔吐
栄養管理
・便の性状、回数のチェック
・腹部膨満のチェック
血　液
貧　血
凝固障害-DIC
輸　血
凝固因子補充
・皮下出血などの出血症状のチェック
神　経
痙　攣
鎮痛・鎮静・抗痙攣薬
・不快刺激に対する反応をみる
その他
血糖異常
相対的な副腎ホルモンの不足
補液管理
ステロイド投与

敗血症とは？

敗血症では細菌、ウイルスなど何らかの病原体が体内に侵入することに伴い全身の炎症反応が惹起されている状態となります。早産・低出生体重児の敗血症は短時間で重症化しやすいため、迅速に対応しなければいけません。予後を改善させるためには早期発見、治療が大原則です。しかし、新生児の敗血症は認知するのが非常に難しいです。成人のようにつらい症状を言葉で表現することができませんし、検査を行っても初期の段階でははっきりとした異常がない場合もあります。そのため現代の新生児医療においても敗血症は児の予後に多大な影響を及ぼす重要な課題とされています。

●分　類

敗血症は発症する時期により分類されます。生後 72 時間以内に発症する早発型（early onset sepsis；EOS）と、それ以降に発症する遅発型（late onset sepsis；LOS）です。

EOS は 1,000 出生に 0.98 件の頻度で発生します。原因となる菌は B 群連鎖球菌（group B streptococcus；GBS）が最多で 43%、その次に大腸菌が多く 29 %になります。GBS のグループでは、73%が満期産である一方で大腸菌のグループでは 81%が早産児であったとの報告があり、早産になると大腸菌の頻度が増える傾向にあります。敗血症は死亡率も高く、EOS の全体の死亡率は 16%で、週数別では在胎 22〜24 週で 54%、在胎 25〜28 週で 30%、在胎 29〜33 週で 12 %、それ以上では 3%となります。

LOS でも GBS、大腸菌は原因菌となりますが、黄色ブドウ球菌やコアグラーゼ陰性ブドウ球菌が問題となってきます。黄色ブドウ球菌による敗血症は 1,000 出生のうち 0.6 件の頻度でその内の 94%が LOS で、さらに 50%がカテーテル関連が原因の敗血症でした。

●新生児の免疫は未熟

出生直後の新生児は免疫不全状態であると考えられます。子宮内では無菌環境でいたため、リンパ球などの免疫能力が賦活されていません。白血球はまだ病原体に対する対応を記憶しておらず、反応が遅くなります。また胎児は母親にとって異物であり、排除されずに妊娠を維持するために子宮内では胎児の免疫は抑制されています。在胎 32 週以降になると免疫グロブリンである IgG が母親から胎児へ移行してきます。それよりも早産児の IgG は十分ではないということになります。

以上から新生児は感染しやすく、また急激に重症化しやすいといえます。

●敗血症のリスクについて

児に敗血症のリスクがあるのかをまず押さえておくことが大事です。リスク因子は出生前の情報、新生児の特徴、現在施されている治療の内容に伴うものと分けて把握するようにしましょう（病態ケア・マップ参照）。上記のようなリスクを把握していることで、ベッドサイドでいち早く異常に気が付くことができるかもしれせん。

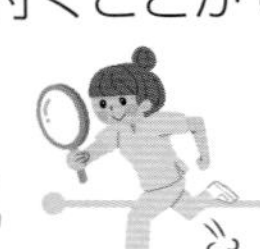

見逃せない所見

全身観察を怠らないようにしましょう。敗血症の臨床症状、所見ははっきりしない場合が多いため非常に判断が難しいです。例えば、成人や小児であれば発熱は感染症を疑う重要な徴候ですが、新生児の場合は発熱が見られないことも多いです。何となく活気がない（not doing well）、皮膚色が悪いなど少しでも気になることがあれば報告するようにしましょう。

下記に、臓器別に見られる可能性のある症状を記載します。

●**全体**：哺乳不良、not doing well
●**循環**：血圧の低下、頻脈、徐脈
●**呼吸**：頻呼吸、無呼吸の増加、気道分泌物の増加や性状の変化、酸素飽和度の低下、努力呼吸
●**消化**：胃残の増加などの消化不良、腹満の増悪、嘔吐、腹壁の皮膚色の悪化、下痢、血便
●**腎臓**：尿量減少
●**神経**：不機嫌、筋緊張の低下、大泉門の膨隆、痙攣様動作
●**皮膚**：大理石様皮膚、黄疸の増強、出血斑

検査・ケアのポイント

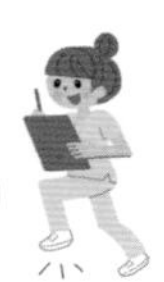

血液検査では、C 反応性蛋白（C-reactive protein；CRP）や白血球などがよく使用されると思います。白血球については、新生児では骨髄における産生能が低いため減少していることもあります。CRP については感染の初期に上昇しているとは限りません。その後の経過の中での変化で、より正確に感染を診断することができるといわれています。

培養検査は、抗菌薬を投与する前には必ず採取しなければなりません。血液培養は最低限、尿、髄液、もしドレーンなどを使用している場合はその体液を採取します。早産児で気管挿管されている場合、髄液採取はポジショニングなどが非常に困

難ですが、新生児敗血症は肺炎、髄膜炎として発症することが多いので必要です。

抗菌薬はEOSであればアンピシリンとアミノグリコシドの併用が勧められています。LOSの場合は、各種培養検体を採取した後、児の常在菌や各施設のバイオグラムに準じた抗菌薬を投与することになります。また、速やかに中心静脈路を確保し、必要な容量負荷や昇圧薬などの循環サポート、無呼吸、努力呼吸などが悪化する場合は気管挿管を含めた呼吸サポートを検討します。

初期対応が終了した後に重要となるのは、治療の効果があるかどうかを見ることです。バイタルサインなど、認知するに至った上記の異常所見が改善しているかどうかをチェックするようにしましょう。提出した培養検査も必ずチェックするようにしましょう。検出された菌が耐性を持っており、抗菌薬の変更が必要となることがあるかもしれません。また、そもそも感染症ではなく別の原因による急変の可能性もあります。その場合は、耐性菌の発生などを防ぐために速やかに抗菌薬を中止する必要があります。

敗血症の治療において培養採取、抗菌薬投与、輸液のボーラス投与による循環管理までをより迅速に行うことが求められています。しかし、新生児では検体採取の難しさ、中心静脈の確保が困難であることにより、対応が遅れてしまいがちです。日ごろより、検体採取やPIカテーテル採取をセット化する、使用頻度の高い抗菌薬も常備するなどの工夫をしておきましょう。

先輩ナースへ報告するポイント

対応の遅れが命に直結！

上記で述べた、見逃せない身体所見やバイタルサインの異常を簡潔に報告する必要があります。また、自身の勤務に代わってからどのように変化しているかという時間経過を伝えるとより良いです。徐脈や血圧低下、痙攣などの症状は報告する間もなく緊急対応が必要な場合もあります。日ごろからシミュレーションなどで急変対応の改善を多職種で取り組むようにしましょう。

敗血症はこれまで繰り返し述べたように、対応の遅れが児の命に直結する重篤な病態です。みなさんのちょっとした「気付き」が児を助けることになります。敗血症に限ったことではありませんが、報告で最も重要なのは細かなことでも臆せず周囲のスタッフと情報を共有することだと思います。

鹿児島市立病院新生児内科医長　山本剛士　やまもと・つよし

MEMO

{ 消化器系の疾患 }

14 新生児の消化器系外科疾患

病態・ケアマップ

十二指腸閉鎖・狭窄症

・生後早期からの嘔吐（胆汁性／非胆汁性）
・上腹部膨満

・胎児エコー：羊水過多、ダブルシストサイン
・腹部Ｘ線：ダブルバブルサイン
・注腸造影：マイクロコロン

十二指腸十二指腸吻合術

・胃管による減圧
・誤嚥の予防

腸回転異常症・中腸軸捻転

哺乳開始後の胆汁性嘔吐、
腹部膨満（+/−）、血便、ショック

・腹部Ｘ線：下部消化管ガスの減少
・腹部エコー：上腸間膜動静脈の位置異常、whirlpool sign
・上部消化管造影：トライツ靱帯の形成不全
・注腸：虫垂の位置異常、結腸の途絶

Ladd 手術、捻転解除

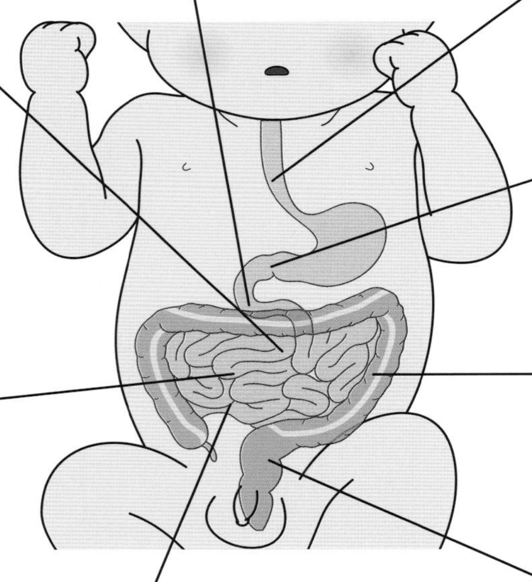

腸閉鎖・狭窄症

・胆汁性嘔吐
・進行性の腹部膨満

・腹部Ｘ線：腸管拡張、ガス貯留
・注腸造影：マイクロコロン

小腸吻合術／狭窄解除術

・消化管穿孔
・壊死性腸炎
・限局性小腸穿孔
・胎便関連性腸閉塞

哺乳不良、胃残増加、腹部膨満、血便、
無呼吸、循環障害、呼吸障害

・早　産
・低体重
・人工乳
・感　染
・低酸素血症
・胎児発育不全（FGR）

・腹部Ｘ線：腸管拡張、気腹像
・腹部エコー：腹水、門脈内ガス像、腸管浮腫
・血液検査：アシドーシス、炎症反応増加など

・腹腔ドレナージ
・腸瘻造設
・一期的吻合術

食道閉鎖症

泡沫上唾液の流出、嚥下障害、呼吸障害

・胎児エコー：羊水過多、胃泡の欠如
・胸部 X 線：コイルアップサイン

・気管食道瘻切離、食道吻合術
・気管食道瘻切離、胃瘻造設術→待機的根治術

・口腔、咽頭内持続吸引
・上体挙上位

肥厚性幽門狭窄症

生後 1〜2 週より始まる非胆汁性嘔吐
噴水状嘔吐、体重減少、脱水

・エコー検査：幽門筋の肥厚
・血液検査：低クロール性アルカローシス

・粘膜外幽門筋切開術
・硫酸アトロピン療法

誤嚥の予防

ヒルシュスプルング病

・胎便排泄遅延
・腹部膨満、嘔吐、便秘

・注腸造影：caliber change
・直腸肛門内圧検査：直腸肛門反射の異常
・直腸粘膜生検：神経節細胞の欠如

・人工肛門造設
・根治手術

・排便管理（浣腸、肛門ブジー）
・ストーマケア

直腸肛門奇形

・肛門の欠如／位置異常
・排便異常、排尿異常

・腹部 X 線：倒立位による直腸盲端の高さの確認
・瘻孔造影：直腸盲端、尿道瘻の確認
・CT：肛門括約筋の評価

・ヘガールブジーによる瘻孔拡張
・一期的肛門形成術
・人工肛門造設術

・排便管理（浣腸）
・ストーマケア

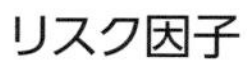
リスク因子
症状・観察項目
検査・検査所見
予防・治療
赤 字 ：看護（ケア）

新生児の消化器系外科疾患とは？

新生児の消化器系外科疾患の多くは先天的な原因によるもので、緊急性が高いものから待機的に治療可能なものまであり、正確な病状の把握と迅速な治療方針の決定が必要です。新生児医療に携わることになる看護師たちに、ぜひ知っておいてほしい消化管外科疾患を以下に挙げました。

●食道閉鎖症

先天的に食道が閉鎖しており、嚥下障害や呼吸障害などの症状を呈する疾患です。いくつかの病型があり（**図1**）、最も頻度の高いGross分類C型（約90％）では、咽頭に貯留した泡沫状唾液が口から流出し、胃液が瘻孔を通して気管に流れ込むため、出生後早期より呼吸障害や誤嚥性肺炎を起こします。C型の約30％は胎児期に羊水過多で見つかります。出生後に胃管が挿入できないことで気付かれることも多く、単純X線写真ではコイルアップサイン（**図2**）を認めます。椎体奇形、肛門奇形、橈骨奇形および腎奇形を合併することがあり、それぞれの頭文字をとってVATER症候群と呼ばれています。緊急手術の適応で、全身状態が良ければ気管食道瘻切離＋食道端々吻合、重篤な合併症があれば気管食道瘻切離（あるいは食道banding）＋胃瘻造設を行い、待機的に根治術を行います。A型はlong gap（上下食道盲端が離れている）が多く、一期的食道吻合ができない場合は多期的手術が選択されます。術後合併症として吻合不全や吻合部狭窄、胃食道逆流症などがあります。

●十二指腸閉鎖・狭窄症

十二指腸の先天的な閉鎖／狭窄による消化管の通過障害です。病型として膜様閉鎖や離断型閉鎖、輪状膵（膵臓が十二指腸をリング状に取り囲む）などがあり、腸

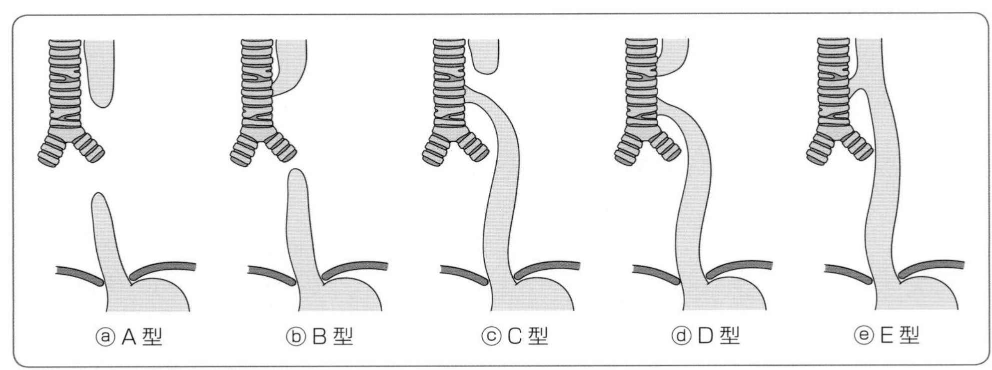

図1 食道閉鎖症のGross分類

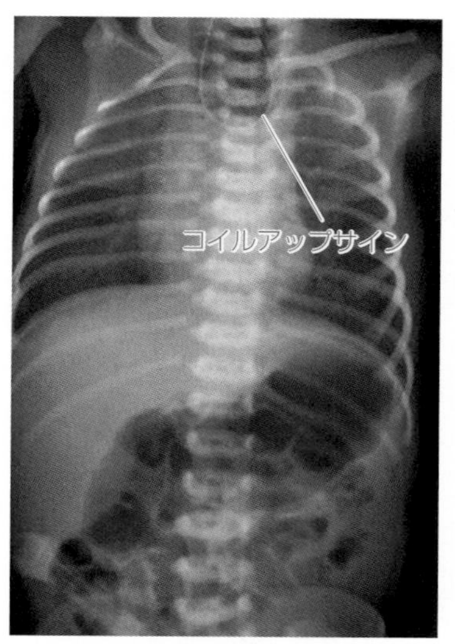

◀図2▶ 食道閉鎖（C型）

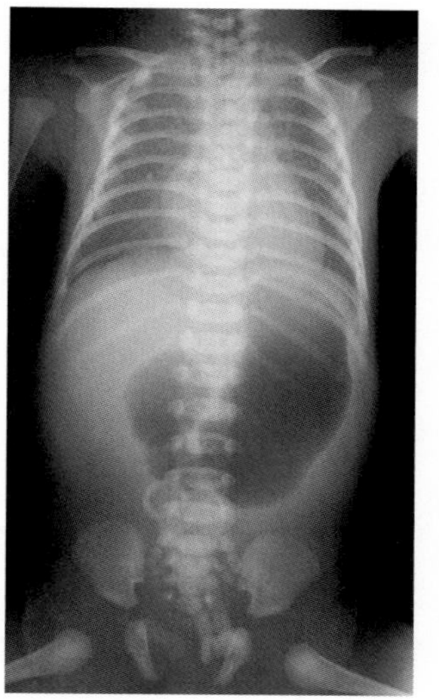

◀図3▶ ダブルバブルサイン

回転異常が原因となることもあります。症状は出生後早期からの嘔吐や上腹部膨満で、閉鎖部位がVater乳頭より口側であれば非胆汁性嘔吐、肛門側であれば胆汁性嘔吐を呈します。単純X線写真でダブルバブルサイン（**図3**）を認めます。胎児診断症例も多く、羊水過多や拡張した十二指腸（ダブルシストサイン）があれば本疾患が疑われます。本症例の約半数に染色体異常や心奇形の合併を認めます[1)]。治療は十二指腸十二指腸吻合術（ダイアモンド吻合）や、膜様閉鎖では膜切除が行われます。予後は合併奇形の重症度により左右されます。

●腸閉鎖・狭窄症

先天的に腸が閉鎖／狭窄している疾患で、空腸から結腸までのいずれの場所にも起こる可能性があります（結腸は比較的まれ）。原因として胎児期の腸管血流異常、腸重積、腸捻転などが考えられています。いくつかの病型がありますが（**図4**）、空腸閉鎖では多発型やapple-peel型が多く、術後も短腸症候群による長期的な中心静脈栄養（total parenteral nutrition；TPN）管理が必要となることがあります。症状は腹部膨満や胆汁性嘔吐で、単純X線では閉鎖部位が肛門に近いほど消化管ガスの量も多くなり、注腸ではマイクロコロンを認めます（**図5**）。消化管穿孔を起こすこともあり、緊急性の高い疾患です。治療は手術のみで、ほとんどの症例で一期的吻合術が行われます。

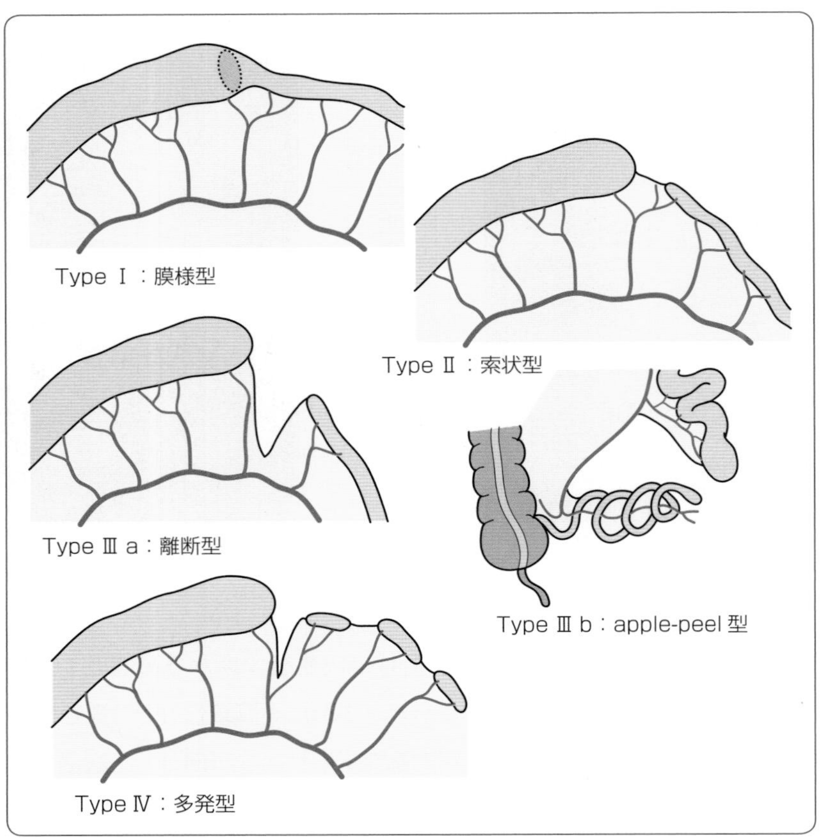

図 4 小腸閉鎖の Grosfeld 分類

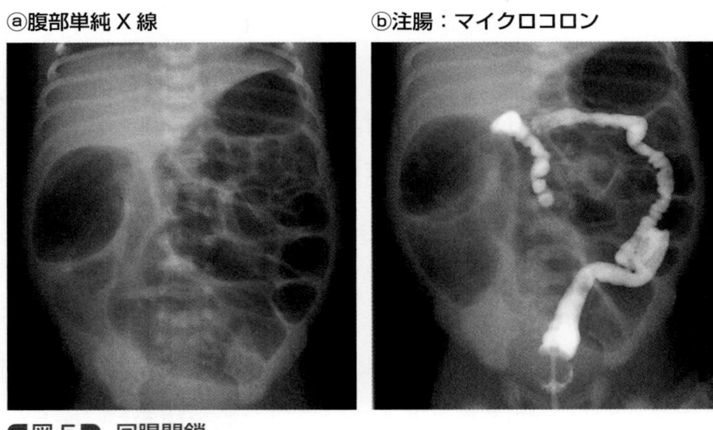

図 5 回腸閉鎖

●腸回転異常症・中腸軸捻転

腸回転異常の発生メカニズムは、正常腸管の発生を理解すると分かりやすいでしょう（図 6）。生理的臍帯ヘルニアからの還納の過程で腸管の回転が 90° や 180° で止まってしまった状態が腸回転異常です。回盲部と右後腹膜の間に形成される Ladd 靱帯が十二指腸を圧迫して通過障害が起こったり、十二指腸下行脚から上行結腸までの固定されていない腸管が捻転を起こしたりします（中腸軸捻転〔図 7〕）。哺乳開始後に胆汁性嘔吐で発症し、捻転を起こすと血便を認めます。腹部 X 線では十二指腸以下の腸管ガスの減少、腹部エコーでは上腸間膜動静脈の位置異常や、捻転により上腸間膜静脈が渦巻状になる、いわゆる whirlpool sign を認め、消化管造影ではトライツ靭帯の形成異常や虫垂の位置異常を認めます。手術は、捻転していれば捻転解除、Ladd 靭帯の切離による十二指腸の圧迫解除です。手術が遅れると、広範な腸管壊死により短腸症候群や小腸移植の対象となることがあります。

●直腸肛門奇形

直腸肛門奇形いわゆる鎖肛は、先天的に肛門あるいは直腸が閉鎖しており、出生後に肛門がない、あるいは肛門の位置がおかしいなどの症状で気付かれます。直腸盲端の高さにより、高位、中間位、低位に大きく分けられ、直腸盲端と尿路あるい

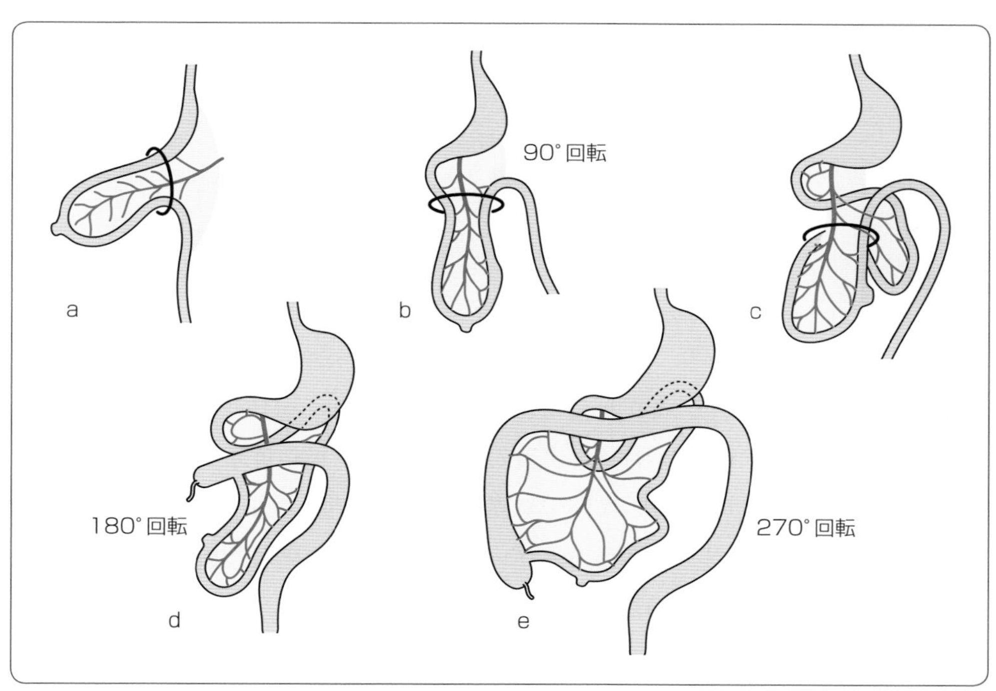

■図 6■ 発生段階における生理的臍帯ヘルニア

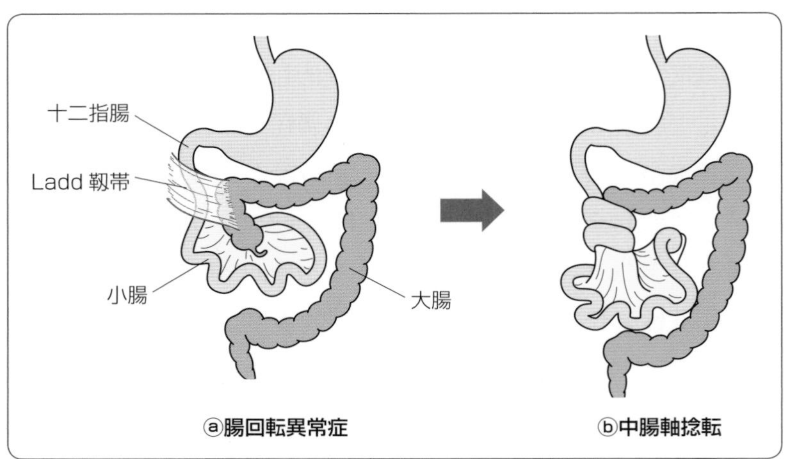

図 7　中腸軸捻転が起こるまで

表　鎖肛分類（Wingspread 分類〔1984 年〕）

	男児	女児
低位鎖肛	・anocutaneous fistula（肛門皮膚瘻） ・anal stenosis（肛門狭窄）	・anovestibular fistula（肛門前庭瘻） ・anocutaneous fistula（肛門皮膚瘻） ・anal stenosis（肛門狭窄）
中間位鎖肛	・anal agenesis without fistula（肛門無形成） ・rectobulbar fistula（直腸球部尿道瘻） ・anorectal stenosis（直腸肛門狭窄）	・anal agenesis without fistula（肛門無形成） ・rectovaginal fistula, low（直腸腟瘻、低位型） ・rectovestibular fistula（直腸前庭瘻） ・anorectal stenosis（直腸肛門狭窄）
高位鎖肛	・anorectal agenesis（直腸肛門無形成） ・rectourethral fistula（直腸尿道瘻） ・rectal atresia（直腸閉鎖）	・anorectal agenesis（直腸肛門無形成） rectovaginal fistula, high（直腸腟瘻、高位型） ・rectal atresia（直腸閉鎖）
その他		cloacal malformation（総排泄腔型異常）

は皮膚との瘻孔の有無や、その部位によってさらに細かく分類されています（**表**）。手術方法や手術時期は病型や性別によって異なります。低位は新生児期に肛門形成が行われることもありますが、中間位や高位ではまず結腸に人工肛門を造設し、体重増加を待って肛門形成術を行う方法が一般的です。術後の肛門機能は低位ほど良好で、高位になるほど排便障害の程度も強くなります。

●ヒルシュスプルング病

腸管壁内に分布する神経節細胞が先天的に欠如しており（aganglionosis）、正常な腸管蠕動運動が障害される病気です。病変は肛門から口側に連続的に広がり、S 状結腸まで病変が広がるタイプが最も多く、全症例の約 80%を占めます。胎便排泄遅延や進行性の腹部膨満、嘔吐などで発症しますが、乳児期以降に難治性便秘で見つかることもあります。注腸造影（caliber change）〔図 8〕や直腸肛門内圧検査（直腸肛門反射の異常）、直腸粘膜生検（神経節細胞の欠如）により確定診断され、病変が短いタイプでは浣腸やブジーなどによる排便管理を行い、体重増加後に根治手術を行います。全結腸型や小腸まで病変が及ぶタイプでは、まず人工肛門を造設し、成長を待って根治手術が行われます。

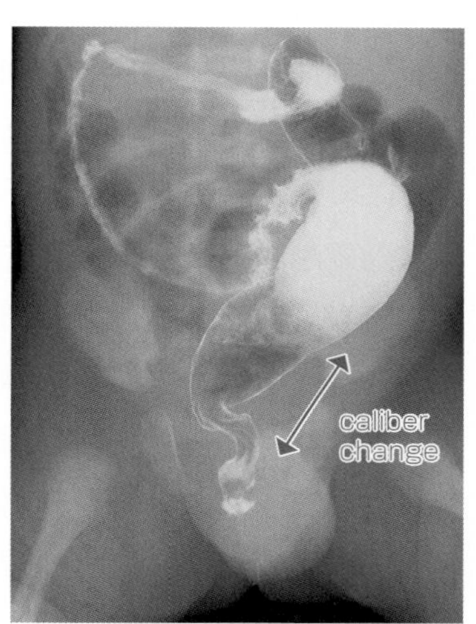

図 8 ヒルシュスプルング病の注腸造影

●消化管穿孔

新生児、特に低出生体重児に多く見られます。穿孔の原因として壊死性腸炎（necrotizing enterocolitis；NEC）、限局性小腸穿孔、胎便関連性腸閉塞などの疾患があり、近年の新生児医療の進歩に伴って超低出生体重児の生存率が改善したことにより、逆に消化管穿孔は増加傾向にあります。腹部膨満や胆汁性嘔吐、血便などの症状で発症し、単純 X 線では腹腔内遊離ガスを

ⓐ穿孔前

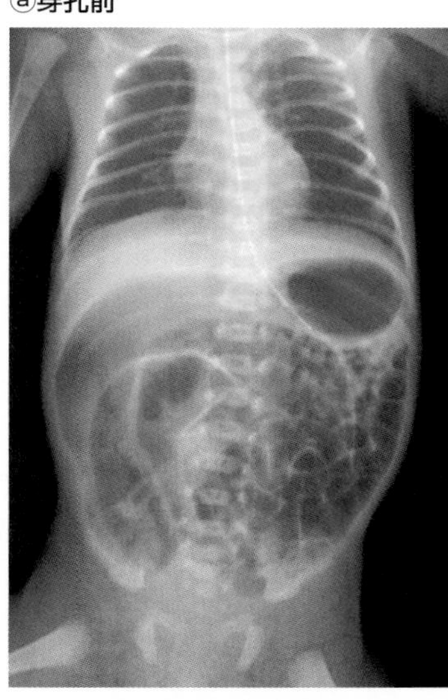

ⓑ穿孔後

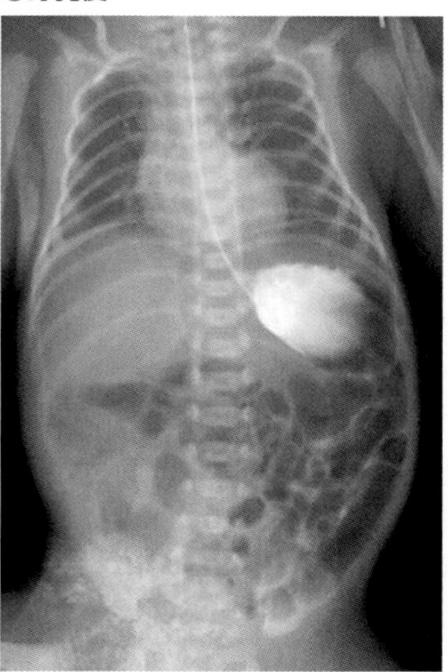

図 9 陽局性小腸穿孔の腹腔内遊離ガス像

ⓑの胃内の白い影は造影剤

認めます（図9）。穿孔すると腹膜炎を起こすため重篤化しやすく、surgical emergencyです。全身状態や腹膜炎の程度により、腸瘻造設や一期的吻合術／閉鎖術が選択されますが、NECでは壊死腸管の範囲が長くなると、将来的に短腸症候群を引き起こすことがあります。

●肥厚性幽門狭窄症

新生児期から乳児期早期にかけて発症し、哺乳後の嘔吐の頻度が徐々に増え、やがて噴水様嘔吐になり、脱水や体重増加不良の原因になります。発生頻度は1,000人に1～2人で、男女比は5：1です。病態は幽門筋の肥厚による胃の排出障害で、肥厚の原因はまだよく分かっていません。エコー検査が診断に有用で、幽門筋厚4 mm以上、幽門管長15 mm以上が診断基準とされています（図10）。手術はRamstedt手術（粘膜外幽門筋切開術）で、内科的治療としてアトロピン療法があります。術後は早期より哺乳が再開でき、予後の良い疾患です。

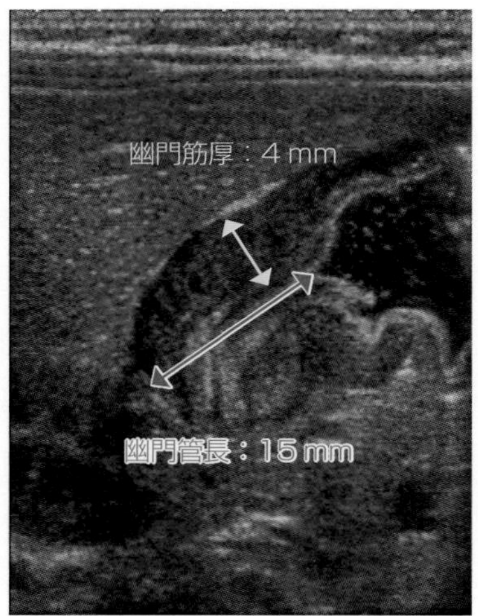

図10 肥厚性幽門狭窄症のエコー所見

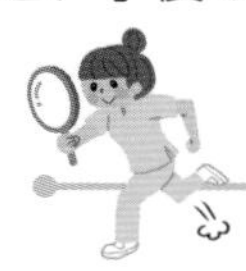

見逃せない所見

●嘔　吐

生理的嘔吐と病的嘔吐の鑑別が大切です。生理的嘔吐には初期嘔吐（哺乳開始後に見られ、分娩中に嚥下した羊水や母体血を吐くもの）や吐乳、溢乳があり、体位の調整や排気（ゲップ）の励行により時間経過とともに改善します。病的嘔吐には、哺乳開始前から始まるもの、胆汁性嘔吐、頻回の嘔吐、大量あるいは噴出性嘔吐、腹部膨満を伴うものなどがあり、いずれも外科疾患が疑われるため、早急な対応が必要です。胃管を挿入していると減圧により嘔吐症状が現れないことがあるので、胃内容物の量や性状の変化に注意が必要です。

●腹部膨満

哺乳後や一時的な便秘による腹部膨満は日常的に見られますが、病的な腹部膨満には注意が必要です。腸閉鎖やヒルシュスプルング病では膨満が進行性に増悪します。上部消化管閉鎖では上腹部を中心とした膨満、回腸閉鎖やヒルシュスプルング病、消化管穿孔などでは腹部全体に及ぶ膨満が出現します。また消化管穿孔では腹部が青色調（限局性小腸穿孔）や赤色調（NEC）に変化し、炎症が腹膜に及ぶと筋性防御などの腹膜刺激症状も認めます。

●便秘、下血

正常新生児では出生後24時間以内に胎便排泄を認めますが、ヒルシュスプルング病ではほとんどの症例で排泄遅延を認め、浣腸すると噴出性の排便や排ガスを認めます。下血の原因としては、新生児メレナ、胃・十二指腸潰瘍、NEC、中腸軸捻転などがあります。新生児メレナは、新生児期のビタミンK欠乏による血液凝固異常や母体血の嚥下に起因するもので、NECや腸捻転との鑑別が必要です。

検査・ケアのポイント

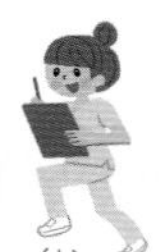

●単純X線

診断上有用なさまざまな情報が得られます。食道閉鎖におけるコイルアップサインや十二指腸閉鎖のダブルバブルサイン、消化管穿孔の腹腔内遊離ガス像など、特徴的な所見を頭に入れておきましょう。

●腹部エコー検査

最も非侵襲的で、ベッドサイドで手軽に行えます。肥厚性幽門狭窄症における幽門筋の描出や、中腸軸捻転での血管走行異常の描出など、X線以上に有用な場合もあります。

●消化管造影検査

直腸肛門奇形の病型診断、ヒルシュスプルング病、腸回転異常での腸管走行異常の確認などで重要な検査ですが、透視室への移動が必要なため全身状態が悪い場合は施行できないこともあります。

先輩ナースへ報告するポイント

胆汁性嘔吐、血便に注意！

腹部膨満、嘔吐、排便の異常、時間経過によるこれらの症状の推移など、常に患児に接しているナースだからこそ気付く変化があります。特に胆汁性嘔吐や血便などの症状は重篤な疾患が隠れていることも多く、悪くなってからの報告ではなく、常に上記のような疾患の可能性を意識しながら、先輩ナースや主治医に報告する習慣をつけましょう。

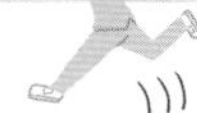

引用・参考文献

1) Sweed, Y. "Duodenal obstruction". Newborn Surgery. 2nd ed. London, Arnold, 2003, 423.

愛育会福田病院小児外科部長 **鳥飼源史** とりかい・もとふみ

15 ダウン症候群（21トリソミー）

疾患フローマップ

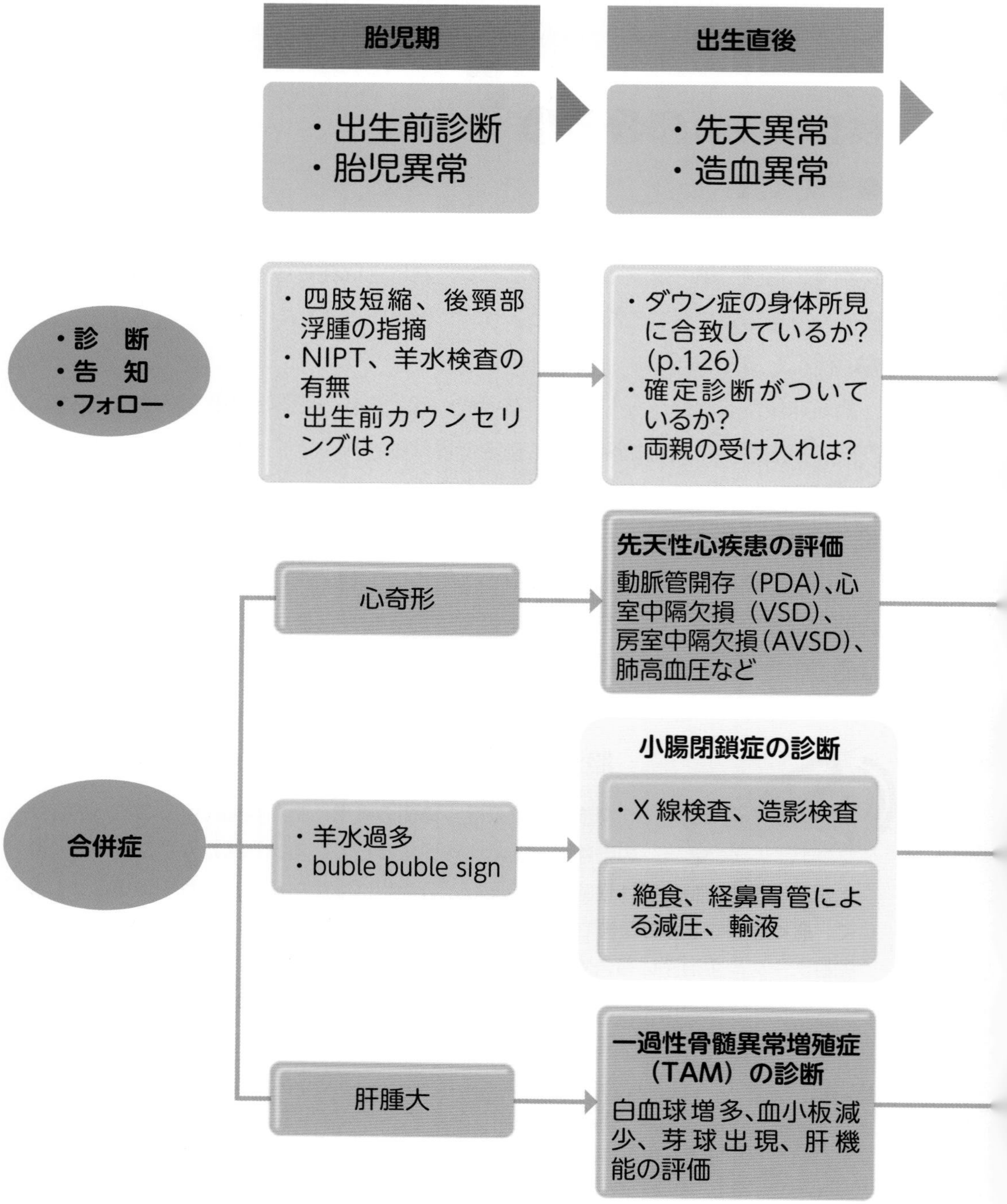

	胎児期	出生直後
	・出生前診断 ・胎児異常	・先天異常 ・造血異常
・診　断 ・告　知 ・フォロー	・四肢短縮、後頸部浮腫の指摘 ・NIPT、羊水検査の有無 ・出生前カウンセリングは？	・ダウン症の身体所見に合致しているか?（p.126） ・確定診断がついているか? ・両親の受け入れは?
合併症	心奇形	**先天性心疾患の評価** 動脈管開存（PDA）、心室中隔欠損（VSD）、房室中隔欠損（AVSD）、肺高血圧など
	・羊水過多 ・buble buble sign	**小腸閉鎖症の診断** ・X線検査、造影検査 ・絶食、経鼻胃管による減圧、輸液
	肝腫大	**一過性骨髄異常増殖症（TAM）の診断** 白血球増多、血小板減少、芽球出現、肝機能の評価

新生児期

・診断告知
・哺乳障害

小児期、成人期

・合併症の治療
・発達フォロー

・告知は両親一緒に
・将来のイメージを伝える
・支援体制と患者会の紹介

"告知の瞬間は一生忘れない"という家族へのケア・サポート

・哺乳・摂食も含めた成長評価（身長、体重）
・知能・運動発達評価（正しい療育指導）
・内分泌、耳鼻科、眼科、整形外科的合併症の定期チェック

成人期への移行も見据えてのケア・サポート

・肺血流量増加所見に注意
・水分制限、利尿薬投与
・肺動脈絞扼術

・根治術
・術後の経腸栄養確立、排便、哺乳量・体重増加

・自然寛解も多い
・重症例には少量シタラビン療法、交換輸血

合併症
症状・観察項目
検査・検査所見
予防・治療
赤　字　:看護（ケア）

ダウン症候群（21 トリソミー）とは？

ヒトの染色体は、22 対の常染色体（1〜22 番染色体）と 1 対の性染色体（X、Y 染色体）の合計 46 本からなります。この染色体が 1 本過剰に存在し、47 本となった状態をトリソミーといいます。ヒトでは 13、18、21 番染色体のトリソミーのみが出生可能であり、その中でも最も頻度が高いのが 21 トリソミー、すなわちダウン症候群です。

ダウン症候群は 700 人に 1 人の割合で発症し、母親の妊娠年齢と強い相関関係があります。英国のダウン医師が初めて報告したことから名付けられました（アップ・ダウンのダウンではありません）。多くの合併症を呈しますが、医学の進歩とともに平均余命は急激に延び、近年では 60 歳に達しています。

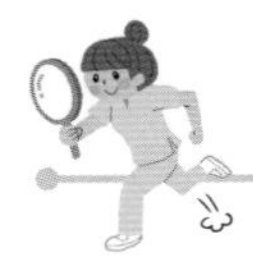

見逃せない所見

●ダウン症新生児の重要な身体所見

ダウン症候群の新生児をその顔貌から見分けることはそれほど難しくありません[1]。近年では、出生時にすでに診断がついている場合も多くなりました。その場合は以下に記載した項目に沿って 1 つずつ身体所見を取り、その意味と特徴を確認してください。一方、出生前に指摘されることなく、また出生後もしばらく気付かれない場合もあります。普段からダウン症候群の特異的顔貌に慣れておき、また心雑音や筋緊張低下が見られるときはダウン症候群の可能性を積極的に考える必要があるでしょう。

①**ダウン症特有の顔貌**：丸く平坦な顔、内眼角贅皮、眼瞼裂斜上、眼間開離、鼻根部平坦、耳介低位、巨舌（**図**）[1]

②**四肢短縮、後頸部の皮膚のたるみ、単一手掌屈曲線、第 1・2 趾間開離**

③**筋緊張の低下、活気のなさ、哺乳不良、体重増加不良**

④**心雑音の有無、鎖肛の有無**

●ダウン症候群でよく見られる合併症

ダウン症の合併症のうち、新生児期に見られる重要な病態には以下のものが挙げられます。いずれも NICU では必須の知識です。

①先天性心疾患

約 50%に合併し、特に動脈管開存症（PDA）、心室中隔欠損（VSD）、房室中隔欠損（AVSD）が多く見られます。これらの疾患では左→右シャントによる肺血流量の増加（いわゆる high flow）と左室の容量負荷が問題となります。ただしダウン症候群では特徴的に肺高血圧になることが多く、その経過は単純ではありません。

②先天性消化管疾患

約 12〜20%に合併し、特に先天性十二指腸閉鎖症と鎖肛に注意が必要です。十二指腸閉鎖症は、出生前であれば羊水過多と胎児エコー検査での Double bubble sign（拡張

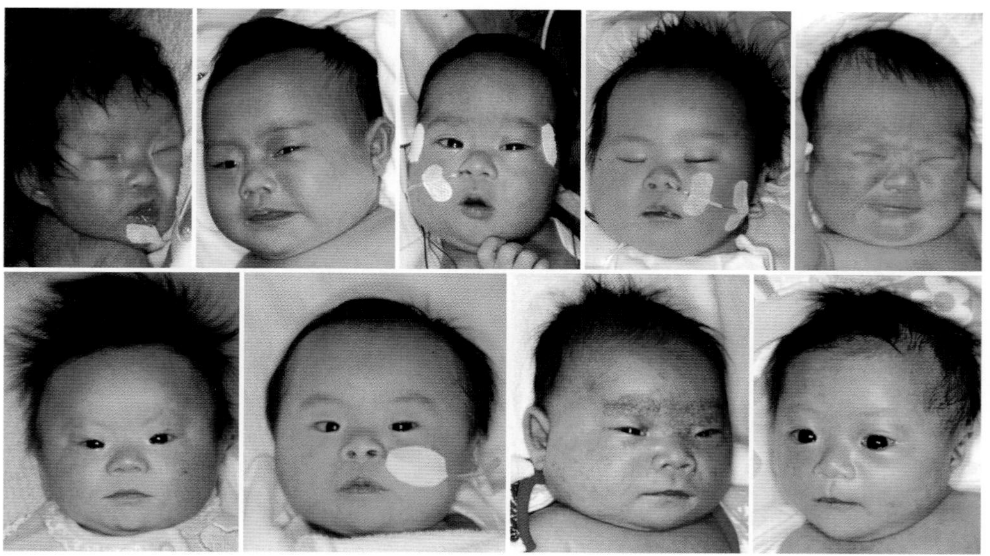

図 ダウン症候群児の顔貌（文献 1 より転載）

した胃と十二指腸が描出される）により診断されます。出生後の主な症状は、腹部膨満と胆汁性嘔吐（黄または緑色）で、腹部 X 線検査と注腸造影検査により確認されます。十二指腸閉鎖症に比べ鎖肛の胎内診断は容易ではありませんので、出生後の肛門の有無の確認は重要です。

③血液疾患

ダウン症候群新生児の約 10%において、一過性骨髄異常増殖症（transient abnormal myelopoiesis：TAM）と呼ばれる造血異常が起こります。白血球の増多と血小板減少、芽球の出現が特徴で、その多くが数カ月以内に自然寛解し、また少量シタラビン（cytarabine；Ara-C）療法が奏効するなど予後は比較的良好ですが、肝機能異常・播種性血管内凝固症候群（DIC）を伴い重篤な経過をたどる症例が約 20%存在し、またいったん寛解しても数年以内に急性骨髄性白血病を発症する症例が 30～40%見られることから注意が必要です。

この他、難聴・白内障を合併することが多いため、入院中の自動聴性脳幹反応（automated auditory brainstem response：AABR）による聴覚スクリーニングと眼科診察は必須です。また退院後は運動・知的発達と摂食・成長の確認、甲状腺機能低下症に対する定期的な甲状腺機能検査、歩行確立後の環軸椎亜脱臼のフォロー、夜間の閉塞性無呼吸、成人後の認知障害に対する診察などが必要となり、退院前からの家族支援が重要です。

検査・ケアのポイント

血液検査では、TAMの可能性を考えて白血球増多、多血症、血小板減少、芽球の有無に注意する必要があります。肝腫大を呈する場合は、肝機能低下を伴いTAMが重症化する危険性がありますので要注意です。

先天性心疾患を合併する場合、特にVSDやAVSDのように左→右シャントを呈する疾患の場合は、肺血流量の増加による呼吸症状（多呼吸・陥没呼吸など）や哺乳力の低下に注意が必要です。肺血流を減らすため水分制限や利尿薬の投与、さらには肺動脈絞扼術が行われます。

ダウン症候群を持つ新生児は、筋緊張の低下と巨舌によって、うまく哺乳できない、哺乳に時間がかかる場合がしばしばみられます。頑張って飲ませようとすると体力を消耗し、体重増加不良につながる場合もあります。あまりにも時間がかかる場合は、無理せず胃チューブからの経管栄養を併用する方がよいでしょう。両親にも手技を取得してもらうことで早期の退院を目指すことも可能になります。

●診断告知

ダウン症候群の新生児について最も重要なことは、両親への染色体検査結果の告知とその後のフォローではないでしょうか。ダウン症候群が強く疑われる新生児が入院した場合、両親の受け入れの状態については、「出生前検査ですでに診断を受けており十分な受容ができている」「これまで指摘されたことはなかったが、赤ちゃんの顔を見てダウン症を疑っている」「ダウン症の可能性について全く気付いていない」などさまざまなケースがあります。初めの対応を誤ると心に大きな傷を負わせてしまい、時には児に対する受容を妨げる可能性すらあります。

ダウン症候群を疑われる患児が入院した場合、医療者はつい診断や検査、治療に目を向けがちですが、まずは誕生に対する祝福の意を伝えることが大切だと考えてください。そして「出生前診断は行われているのか」「両親の理解と受け入れはどのレベルにあるのか」をよく頭に入れておきましょう。染色体検査の結果開示は、判明次第できるだけ早期に、両親がそろったところで行います。結果だけを話すのではなく、プライバシーが保たれる個室と十分な時間を確保して、両親の心理状況に配慮を行いながら、ダウン症候群の症状と特徴、治療や療育、今後の見通しなどについて十分に伝えるようにします。主治医・看護師以外に、臨床心理士などにも同席してもらい、その後のケアも行えるようにします。地域支援体制や福祉支援、サポートグループ、患者会についての情報を提供し、将来的には多くのダウン症者が仕事に就けることを伝えることで安心されることも多いです。

ダウン症候群の児の両親にとって、告知の瞬間は「頭が真っ白で何も覚えていない。でもあの時の衝撃は一生忘れない」という記憶となります。十分な配慮と優しさをもって接するようにしたいと思います。

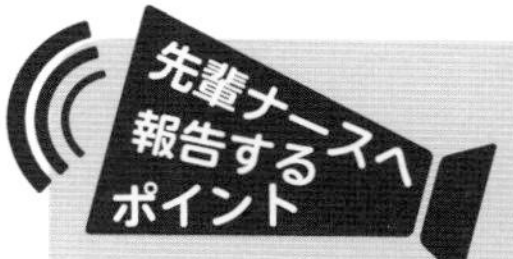

ダウン症候群の注意点！

NICUでの治療・ケアにおいて注意すべきポイントは、合併症の有無によって変わりますが、まずは以下の点に注意し、問題が生じれば先輩ナースに報告しましょう。

- 先天性心疾患を有する児で、多呼吸・陥没呼吸・哺乳不良などが強く見られる場合
  →左右シャントの増大による肺血流量の増加が考えられます。
- 黄緑色の嘔吐、腹部膨満がみられる場合→十二指腸閉鎖／狭窄症が疑われます。
- 哺乳に時間がかかる、哺乳量が少ない、体重が増えない場合
  →カロリー消費を防ぐため、経管栄養の併用が検討されます。
- 両親の面会時間や回数が少なくなってきている場合
  →児に対する受容がうまくいっていない可能性があります。

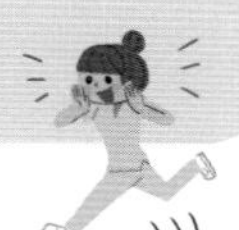

引用・参考文献

1） 石切山敏．“ダウン症候群（21 トリソミー・trisomy 21）とは”．ダウン症のすべて．諏訪まゆみ編　東京，中外医学社，2018，3.

大阪大学医学部附属病院小児科講師　**北畠康司**　きたばたけ・やすじ

16 黄　疸

病態・ケアマップ

ビリルビンの排泄低下

・体質性黄疸
・糖代謝異常の母親から生まれた児
・先天性甲状腺機能低下症
など

腸肝循環の亢進

・消化管通過障害
（イレウス、消化管閉鎖など）
・breast failure jaundice（生後１週間以内の新生児で、有効な授乳が確率できず水分不足により体重が著明に減少する状態）

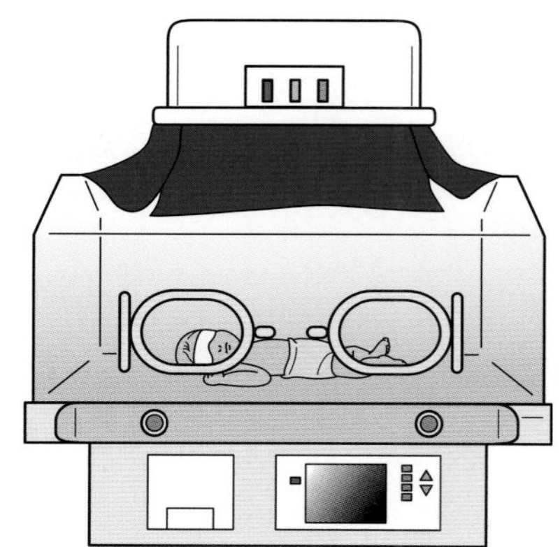

光線療法

・体表に光線が当たっているか
・合併症（高体温、脱水など）の有無をチェック

・体温の管理（保育器、室内の温度調節）
・皮膚の観察（発赤、皮膚乾燥黄染の有無など）
・尿の観察（尿量や尿の性状など）

リスク因子
症状・観察項目
予防・治療
赤　字　：看護（ケア）

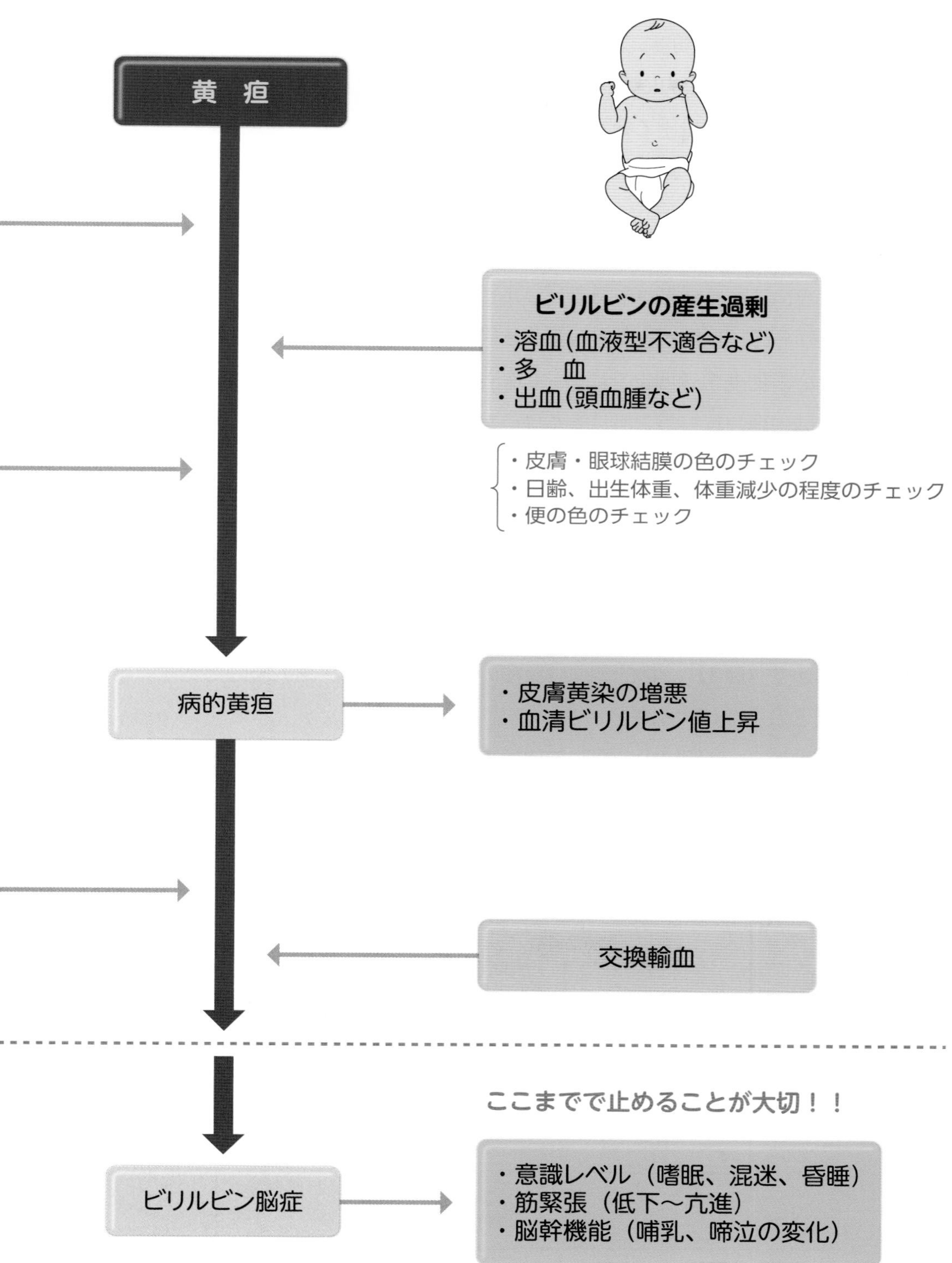
黄 疸
ビリルビンの産生過剰
・溶血（血液型不適合など）
・多 血
・出血（頭血腫など）
・皮膚・眼球結膜の色のチェック
・日齢、出生体重、体重減少の程度のチェック
・便の色のチェック
病的黄疸
・皮膚黄染の増悪
・血清ビリルビン値上昇
交換輸血
ここまでで止めることが大切！！
ビリルビン脳症
・意識レベル（嗜眠、混迷、昏睡）
・筋緊張（低下～亢進）
・脳幹機能（哺乳、啼泣の変化）

黄疸とは？

黄疸は、新生児期に日常的に認める生理現象の一つで、高ビリルビン血症により皮膚や眼球結膜などが肉眼的に黄色く見えることです。ビリルビンは、古くなった赤血球が壊れた際に血中に出てきたヘモグロビンが代謝されてできたものであり、肝臓に運ばれて処理され、腸管に排泄されます。その後、便と共に体外へ捨てられます。

新生児は、生理的に多血で赤血球寿命も短く、多くの赤血球が壊れるためビリルビン産生が大きいこと、肝臓が未熟でビリルビン処理能力が低いこと、腸肝循環の亢進のため腸からのビリルビン再吸収量が多いことなどの特有のビリルビン代謝を有しているため、生後 1 週間までに多くの新生児で黄疸が認められます。

新生児黄疸は生理的なものであり多くは自然に消退しますが、病的黄疸についてはビリルビンによる神経毒性によりビリルビン脳症を発症し、その後の後遺症を来すリスクがあります。そのため、適切な黄疸管理と治療が必要になります。

生理的黄疸と病的黄疸

生理的黄疸は生後 2～3 日から出現し、生後 4～6 日にピークに達し、その後は自然に消退します（**図 1**）[1]。病的黄疸は黄疸の時期・程度が生理的範囲を超える場合を指し、以下の 3 つに大別されます。

①早発黄疸：生後 24 時間以内の肉眼で確認できる黄疸

②重症黄疸：ビリルビン値が正常域を超えてくる黄疸

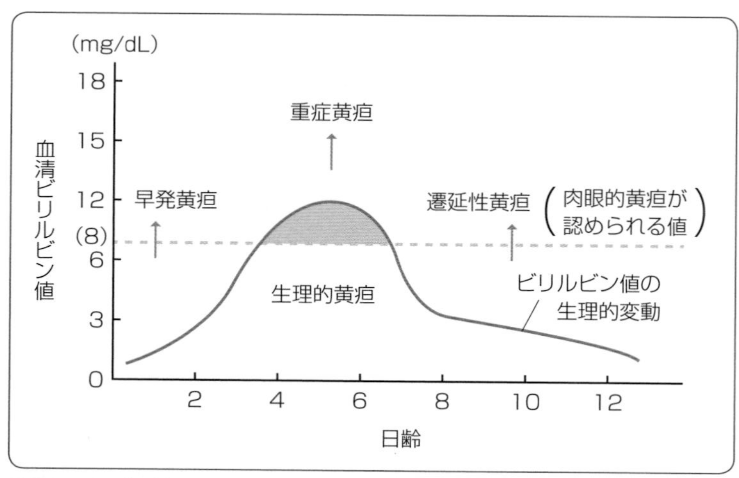

図 1 生理的黄疸と病的黄疸（文献 1 より転載）

③遷延性黄疸：生後 2 週間以上持続する黄疸

病的黄疸の原因

以下のような因子があるとビリルビン値が過剰に高くなり、病的黄疸となります。そのため、これらの因子があるときは特に注意深く黄疸の推移を観察する必要があります。

①ビリルビンの産生過剰

・溶血（血液型不適合など）、多血、出血（頭血腫、頭蓋内出血など）

②ビリルビンの排泄低下

・体質性黄疸（Gilbert（ジルベール）症候群など）、糖代謝異常の母親から生まれた児、先天性甲状腺機能低下症など

③腸肝循環の亢進

・消化管通過障害（イレウス、消化管閉鎖など）

・breast failure jaundice（生後 1 週間以内の新生児で、有効な授乳が確立できず水分不足により体重が著明に減少する状態）

黄疸の治療

ビリルビン値の急上昇や高値を放置すると、ビリルビン脳症を発症する可能性があり、黄疸を適切に管理するため、ビリルビン値を下げる治療を行う必要があります。

第一選択として、侵襲が少なく治療の有効性が確立している光線療法を行います。光を当てることで、非水溶性の間接ビリルビンを水溶性に変化させ、排泄させることができます。血液検査で測定した血清総ビリルビン値が、日齢・出生体重を基にした光線療法の適応基準（村田・井村の基準〔**図 2**〕）[2] を超えた場合に光線療法を行います。また、早産児では新しい治療基準が提唱されています（**表 1**）[3]。重症例では交換輸血を行うことがあります。

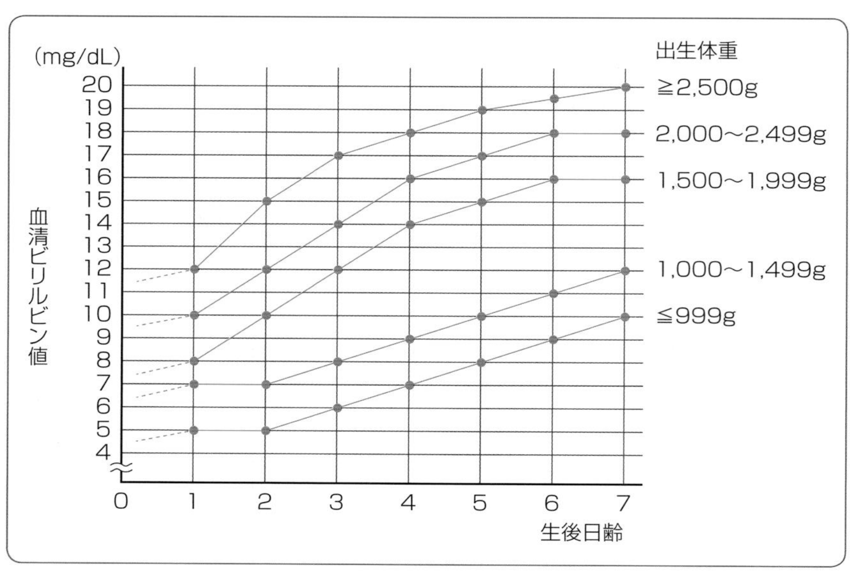

図 2 光線療法の適応基準（村田・井村の基準）（文献 2 より引用）

表 1 早産児のための新しい治療基準（神戸大学）

在胎週数または修正週数	総ビリルビン（mg/dL）						アンバウンドビリルビン（μg/dL）
	＜24 時間	＜48 時間	＜72 時間	＜96 時間	＜120 時間	≧120 時間	
22～25 週	5/6/8	5/8/10	5/8/12	6/9/13	7/10/13	8/10/13	0.4/0.6/0.8
26～27 週	5/6/8	5/9/10	6/10/12	8/11/14	9/12/15	10/12/15	0.4/0.6/0.8
28～29 週	6/7/9	7/10/12	8/12/14	10/13/16	11/14/18	12/14/18	0.5/0.7/0.9
30～31 週	7/8/10	8/12/14	10/14/16	12/15/18	13/16/20	14/16/20	0.6/0.8/1.0
32～34 週	8/9/10	10/14/16	12/16/18	14/18/20	15/19/22	16/19/22	0.7/0.9/1.2
35 週以降	10/11/12	12/16/18	14/18/20	16/20/22	17/22/25	18/22/25	0.8/1.0/1.5

・修正週数に従って、治療基準値が変わる。
・表の値は（Low モード光線療法／High モード光線療法／交換輸血）の適応基準値。

（文献 3 より引用）

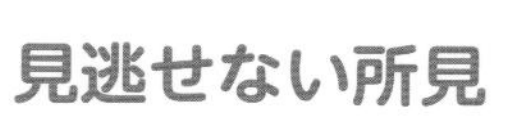

●皮膚の黄染

皮膚の黄染は日常的に観察される所見であり、血清ビリルビン値が 5～7mg/dL を超えると肉眼で黄色みが分かるようになります。生理的黄疸と病的黄疸とを見分けるポイントとして、黄疸が「いつからか」「どの程度か」の 2 点が大事です。特に、生後 24 時間以内の可視的黄疸は「早発黄疸」であり、ビリルビン脳症のリスクがあるため、緊急性の高い状態です。一方で、超早産児では生後 1 週以後に発症するビリルビン脳症が少なくなく、急性期治療が一段落した時期でビリルビン値のチェックが見逃されることがあるため、注意が必要です。

●急性ビリルビン脳症の症状・所見

急性ビリルビン脳症に見られる神経学的な特徴は、意識レベル、筋緊張、脳幹機能（哺乳や啼泣）の３つです。また、進行度により初期、移行期、進行期に分けられ、初期の段階で適切な治療を行わなければ後遺症を残す可能性が高いため、この時期を見逃さないことが大切です。初期の症状・所見として嗜眠、筋緊張低下、吸啜不良、軽度の甲高い泣き声があり、病的黄疸の児でこのような症状・所見がある場合は、緊急度が高い状態である可能性があることを念頭に置く必要があります[4]。

また、早産・低出生体重や新生児仮死、代謝性アシドーシス、低体温、感染症、呼吸障害などはビリルビン脳症のリスクを上げる要因であり、注意する必要があります。ただし、これらの症状は早産児でははっきりしないことも多く、特に超早産児は前述のように生後１週以降の慢性期にビリルビン脳症を発症することがあります。そのため、超早産児では症状だけではなく、定期的にビリルビン値のチェックを行いビリルビン脳症の予防を行います。

検査・ケアのポイント

●検査のポイント

視診だけで高ビリルビン血症の程度を判断することは困難であり、検査で実際のビリルビンの値を評価することが必要です。高ビリルビン血症の検査法は、血液検査と経皮黄疸計による計測の２つがあります。経皮黄疸計による経皮ビリルビン値の計測は簡便で、新生児への侵襲も少なく有用ですが、血清総ビリルビン値との乖離が生じる場合があります。そのため、経皮ビリルビン値は「血液検査を行うためのスクリーニング」としての位置付けであり、治療開始や中止の判断には血液検査による血清総ビリルビン値の測定が必須です。また、血清総ビリルビン値に加え血清アンバウンドビリルビン値を測定して、治療基準としている施設もあります。

「溶血性黄疸」、「光線療法による治療中や治療中止後 24 時間以内」、「経皮ビリルビン値が 15mg/dL 以上」の場合、経皮ビリルビン値は血清総ビリルビン値より低くなりやすいため注意が必要であり、血液検査で確認を行います。

●ケアのポイント

⦿早発黄疸を見逃さない

生理的な黄疸は生後 2〜3 日で出現しますが、生後 24 時間以内の可視的黄疸は明らかに病的な黄疸であるため、リスクがある児は注意深い観察を繰り返し行いましょう。

⦿合併症を見逃さない

病的黄疸で一番注意が必要な合併症はビリルビン脳症であり、治療中であっても脳症の初期の症状が出てこないかどうかを観察することが重要です。また、光線療法中は高体温や脱水、皮膚の発赤、ブロンズ・ベビー症候群などが起こる可能性があるため、バイタルサインや尿量、体重、皮膚のツルゴール反応などのチェックが必要です。

⦿光線療法が効果的に当たっているか評価を行う

光線療法が適切に行われないと、交換輸血が必要になったり、ビリルビン脳症などの合併症につながったりする危険性があるため、新生児の体表に効果的に当たっているかどうかを評価することは大切です。オムツやアイマスクで覆われている部分が広範囲になっていないか、処置や授乳に伴う光線療法の中断が多過ぎないかなどの点に注意が必要です。

先輩ナースへ報告するポイント

皮膚色・バイタルサイン・尿量の変化に注意！

黄疸は新生児にとって生理的であり皆さんにとっても日常的によく見るものですが、重症化するとビリルビン脳症を引き起こし、後遺症を来します。そのため、先ほど述べたケアの３つのポイントを念頭に置き、皮膚色やバイタルサイン、尿量の経時的な変化を報告しましょう。また、皮膚黄染の悪化に伴い、急性ビリルビン脳症を疑う症状・所見があれば、緊急性が高い状態であり、すぐに先輩ナースに報告することが大切です。

引用・参考文献

1) 森岡一朗. “黄疸の基礎と臨床”. 新生児学入門. 第５版. 仁志田博編. 東京, 医学書院, 2018, 292.
2) 井村総一. 新生児黄疸の治療：光線療法の適応基準と副作用の防止. 日本臨床. 43 (8), 1985, 1741-8.
3) Morioka, I. Hyperbilirubinemia in preterm infants in Japan : New treatment criteria. Pediatr Int. 60 (8), 2018, 684-90.
4) 國方徹也. 臨床症状（正期産児・早産児／急性期・慢性期）：ビリルビン脳症. 周産期医学. 49 (2), 2019, 141-4.

産業医科大学小児科学教室助教、副 NICU 病棟医長　市川　俊　いちかわ・しゅん

MEMO

17 新生児仮死、低酸素性虚血性脳症(HIE)

病態・ケアマップ

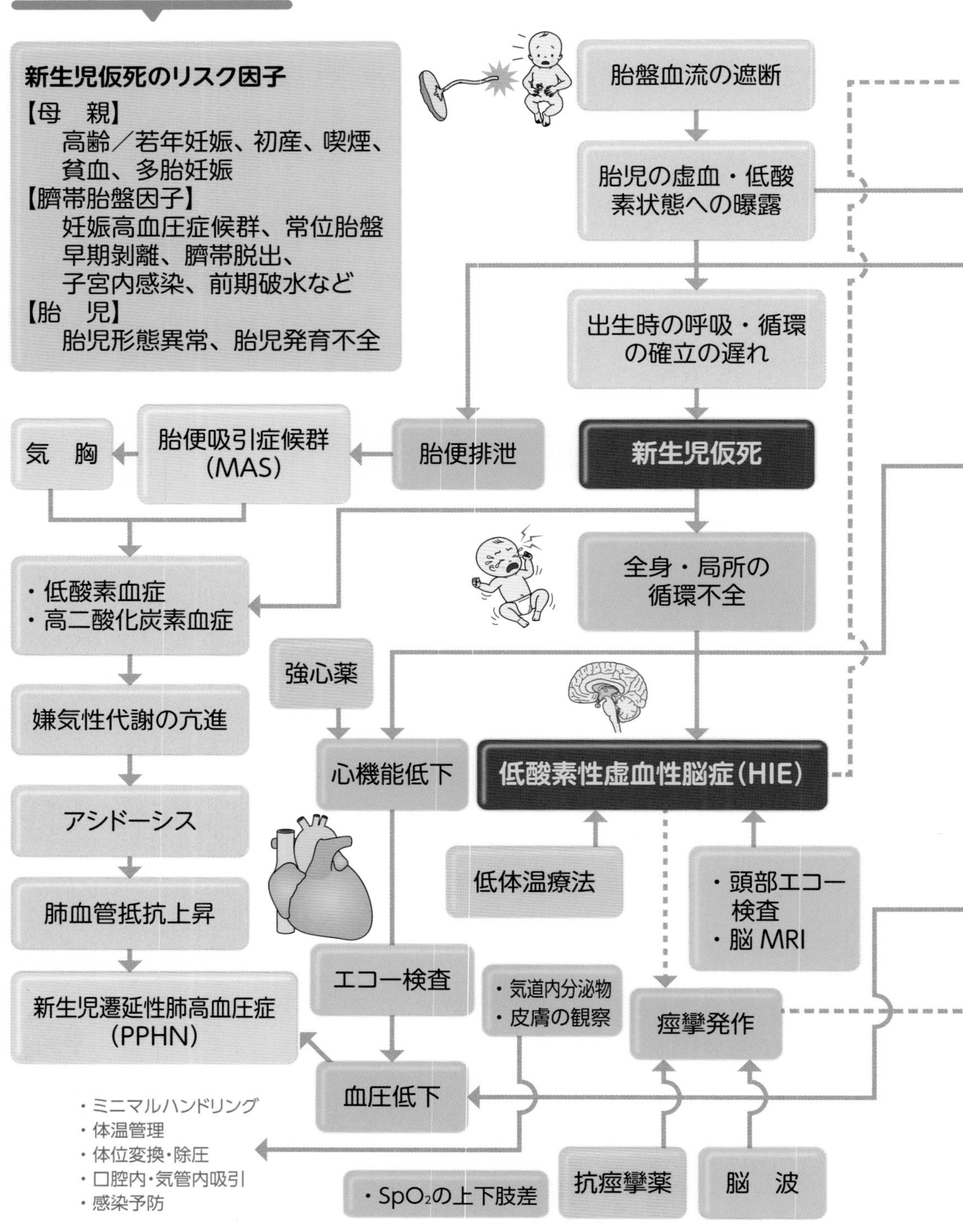

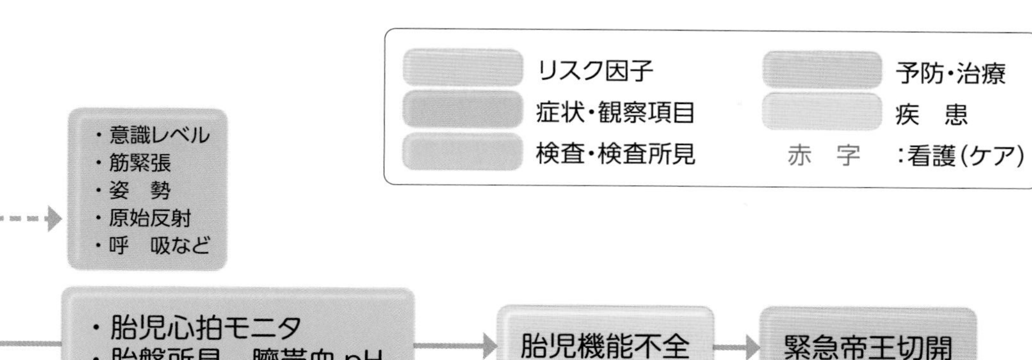

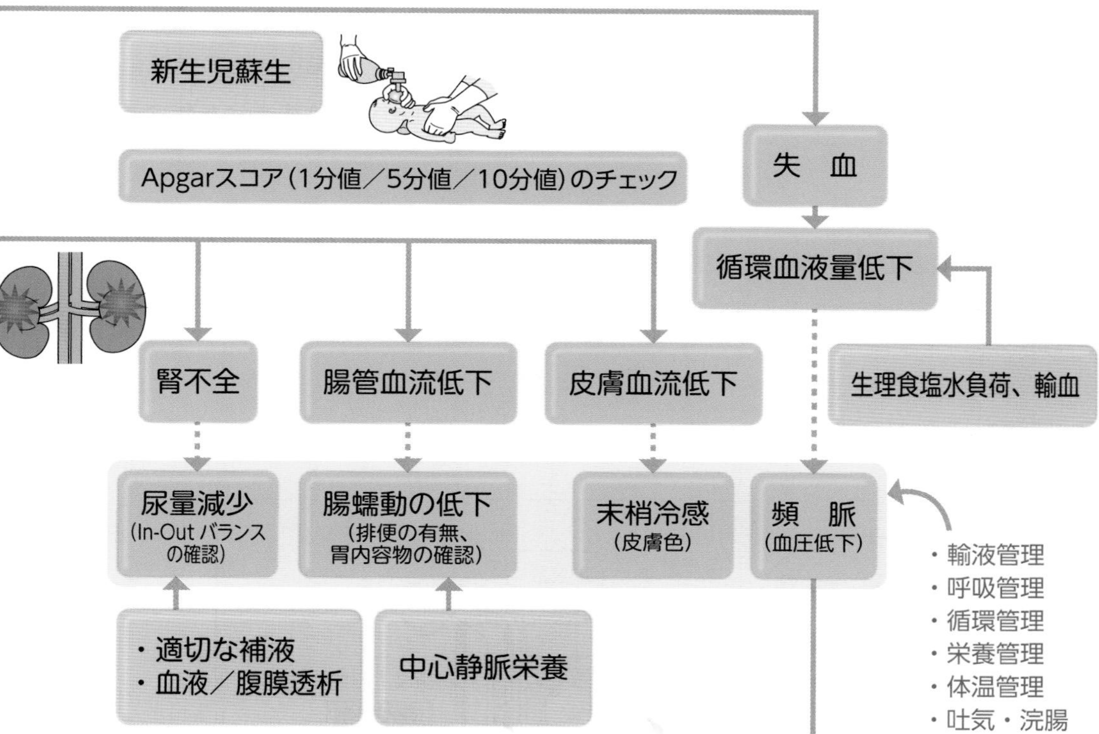

脳障害のリスク因子
高体温、血糖異常（低血糖、高血糖）、低二酸化炭素血症

・心拍数・血圧の変動
・SpO_2の低下
・四肢の動き
・眼球運動
・筋緊張

新生児仮死、低酸素性虚血性脳症（HIE）とは？

通常、正期産児の多くは出生後10〜30秒の間に自発呼吸を開始しますが、10％の児はこの呼吸・循環動態の移行が順調に進行せず、吸引や刺激などのサポートを必要とします。このように出生後の呼吸・循環の確立が遅れた状態を新生児仮死と呼びます。新生児仮死の原因として、児の先天異常や未熟性によることもありますが、多くは分娩時の低酸素・虚血（常位胎盤早期剥離、胎児機能不全、母体ショック、臍帯脱出、子宮破裂など）に続発して起こります。

出生前の胎盤血流の遮断などにより、胎児もしくは新生児の脳が低酸素かつ虚血状態に晒されることによって引き起こされる脳機能障害を、新生児低酸素性虚血性脳症（hypoxic-ischemic encephalopathy；HIE）と呼んでいます。その頻度は1,000出生に1〜6例であり、15〜20%は死亡、25%は神経学的後遺症を残すとされています[1]。

中等症以上のHIEに対しては、低体温療法を行うことが推奨されています**（図）〔表1〕**[2]。低体温療法の実施には生後6時間以内というタイムリミットがあり、冷却の遅れは治療効果を指数関数的に減ずるため、早期の低体温導入が重要です。

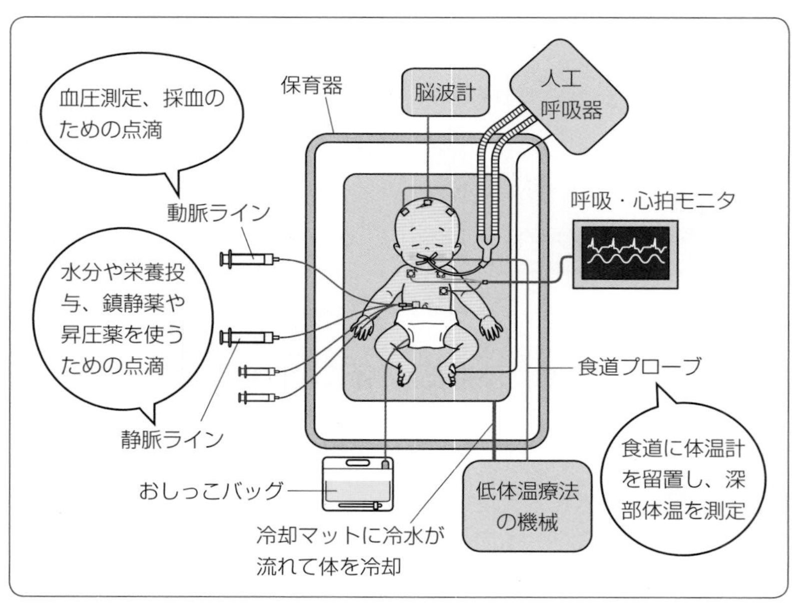

図　低体温療法の必要物品

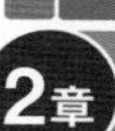

表1 低体温療法の適応基準（日本版ガイドライン）

	日本版ガイドライン基準
除外基準	・1,800g 未満・在胎 36 週未満・生後 6 時間以上経過 ・低体温療法の不利益が利益を上回ると考えられる場合 （高度な全身奇形の合併や染色体異常などもこれに準じて判断） ・施設における人員・設備の準備が不十分な場合
基準 A：重度の全身低酸素虚血負荷	いずれか 1 つ以上 ・pH ＜ 7.0＊ ・BE ＜－ 16mmol/L＊ ・Apgar スコア 10 分値 5 点以下 ・10 分以上の持続的な新生児蘇生が必要 ＊生後 60 分以内の血液ガス（臍帯血、動脈、静脈、末梢毛細血管どれでも可）
基準 B：中等度以上の脳症	・中等度から重症の脳症（Sarnat 分類 2 度以上に相当）、すなわち意識障害（傾眠、鈍麻、昏睡）および少なくとも以下のうち 1 つを認めるもの ・筋緊張低下 ・“人形の目”反射の消失もしくは瞳孔反射異常を含む異常反射 ・吸啜の低下もしくは消失 ・臨床的痙攣
基準 C（必須ではない）：中等度以上の aEEG 異常	・aEEG の記録で、中等度以上の抑制または痙攣パターン ・中等度異常：upper margin ＞ 10μV かつ lower margin ＜ 5μV ・高度異常：upper margin ＜ 10μV ・痙攣パターン：突発的な電位の増加と振幅の狭小化 （それに引き続いて起こる短い burst-suppression も含む）

※基準 C は、現在はあまり使われなくなってきている。

（文献 2 より引用）

見逃せない所見

●新生児仮死を予測する

新生児仮死の約 90％は、分娩前または分娩中の胎児機能不全に続発します。そのため事前にリスク因子（母親の妊娠経過、胎児心拍モニタなど）を評価することにより、新生児仮死に陥る状況を予測しつつ、分娩に立ち会うことが重要です。

●呼吸・循環動態のモニタリング

心電図や SpO_2 モニタは、児の心拍数や酸素飽和度を適切に表示しているか（新生児遷延性肺高血圧症〔persistent pulmonary hypertension of the newborn；PPHN〕をモニタする意味では SpO_2 モニタを右上肢と下肢に装着することが望ましい）、ショックのような急速輸液が必要な状況ではないかなどを評価します。

●HIE の診断には経時的な評価が重要

HIE は Sarnat のステージ分類（**表 2**）[3] や Thompson スコア（**表 3**）[4] などを用いて評価を行います。低体温療法の適応かどうかを判断する上で“脳症の存在”は最も重要です。しかし、生後早期に重症度を正確に判定することは難しいです。繰り返し評価を行い、経時的な変化を見ていく必要があります。

表2 Sarnat 分類

	Stage1（軽症）	Stage2（中等症）	Stage3（重症）
意識レベル	過覚醒・不穏	嗜眠・鈍麻	昏　迷
筋緊張	正　常	軽度低下	弛　緩
姿　勢	軽度の遠位部屈曲	高度の遠位部屈曲	間欠的除脳姿勢
腱反射	亢　進	亢　進	減弱～消失
原始反射 （吸啜、モロー）	容易に誘発	減　弱	消　失
瞳　孔	散瞳（4mm 以上）	縮瞳（1mm 未満）	不同、対光反射低下
痙　攣	な　し	あ　り	通常なし
脳　波	正　常	主に低電位 一部痙攣時変動	バーストサプレッション
予　後	死亡率 0% 重度後遺障害 5%	死亡率 10% 重度後遺障害 30%	死亡率 50% 重度後遺障害 100%

予後：生後 1 週間時点で評価したときの長期予後。　(文献 3 より引用改変、著者訳)

表3 Thompson スコア

所　見	0	1	2	3
筋緊張	正　常	亢　進	低　下	弛　緩
意識状態	正　常	興奮・開眼	嗜　眠	昏　睡
痙攣発作	なし	1 日 3 回未満	1 日 3 回以上	
姿　勢	正　常	ペダルこぎ・ 握りこぶし	遠位部屈曲	除脳硬直
モロー反射	正　常	部分的	なし	
把握反射	正　常	減　弱	なし	
吸啜反射	正　常	減　弱	なし	
呼　吸	正　常	過呼吸	間欠的無呼吸	自発呼吸なし
大泉門	正　常	膨　隆	緊　満	
合　計				

・10 点以上で中等度、12～15 点以上で重症！！
・日々評価を行う（日齢 3～4 で悪くなる）。最大スコア> 15 で 92% 後遺症

(文献 4 より引用改変、著者訳)

検査の目的

以下の 2 つに大別されます。

●治療適応の評価

血液ガスは生後 60 分以内であれば、臍帯血、動脈血、静脈血、末梢毛細血管血

のいずれの検体でも評価可能です（**表1の基準A**）[2]。その他の血液、血清、生化学検査については播種性血管内凝固症候群（diseminated intravascular coagulation syndrome；DIC）や高度貧血など状態の重篤度を評価できるもの、電解質や血糖、感染症などすぐに介入可能なものに限定します。エコー検査は非侵襲的で有用な検査であり、時間に余裕がある場合には、心機能や肺高血圧の評価、頭蓋内出血の有無などの評価を行います。しかし、これらの検査に無用な時間を割いて冷却開始が遅れることがあってはなりません。必要最低限の治療につながる検査、処置を優先することを心掛けます。

●予後予測のための検査

⦿頭部エコー検査

生後72時間以内の前大脳動脈、中大脳動脈などでの拡張期血流速度の増加とresistance index（RI）の低下（< 0.55）は、神経学的予後不良を示唆します[5]。ただし、低体温療法施行児では予後予測の精度が低くなり、予後予測に使うことができません。

⦿脳波検査

痙攣発作の診断だけでなく、予後予測の評価ツールとしても使用されます。生後8〜30時間程度および低体温療法の復温時は痙攣発作が見られやすい時期であり[6]、この時期を含め可能な限りaEEG（amplitude-integrated electroencephalopraphy）の持続モニタリングを行います。予後予測の点からは正常トレースに回復する時間と睡眠—覚醒リズムの確立に注目します[7]。

⦿MRI検査

中長期予後との関連が多く報告されており、特に深部灰白質の異常は運動発達予後との関連が強いです[8]。日齢5〜14に撮るのが望ましいです。

ケアのポイント

●仮死を避ける

新生児仮死は、バッグ＆マスクを用いた人工呼吸だけで90%以上が、さらに胸骨圧迫と気管挿管まで加えれば99%以上が蘇生可能とされています。このことからも小児科医だけでなく分娩に関わる全ての産科医師、助産師、看護師が標準的な新生児蘇生法[9]の理論と技術に習熟しておくことが重要です。

●生後早期の看護

まずは全身状態を安定化させることが重要です。呼吸循環変量を持続モニタリングしつつ、血液ガス分析を評価し適切にサポートします。この時期は過度の刺激や治療の遅れにより、容易にPPHNに移行します。ミニマムハンドリングを基本とし、優先順位をつけて、ケア・治療に当たることが重要です。また脳障害につながる増悪因子（高体温[10)]、血糖異常[11)]、低二酸化炭素血症[12)]など）についても認識しておく必要があります。

●低体温療法における看護

低体温療法においては、一刻も早く目標温度に到達することが重要となります。医療チーム全員が低体温療法導入の基準と判断の流れを理解し、行動できるようにしておくことが必要です。冷却中は深部体温の変動はもちろんのこと、気道内分泌物の粘稠度[13)]、皮膚色の観察（凍傷、脂肪壊死）などにも注意を向けましょう。

先輩ナースへ報告するポイント

体温管理と目標

⊙体温管理

低体温療法開始後の厳密な体温管理が重要であることは言うまでもありませんが、治療開始前の段階から深部体温をモニタリングすることは重要です。特に高体温は予後不良因子の1つとして知られており、体温が1℃上がるたびに、およそ4倍、死亡または後遺症の確率が増えるといわれています[10)]。一方で、仮死で出生した児は、加温をしない限り、分娩室や搬送中に容易に低体温に陥ります。低体温療法を行うか決まるまでは、体温を上げ過ぎない管理（36℃台前半）を行いましょう。

⊙痙攣発作への対応

蘇生後、一見正常な場合でも、時間経過とともに遅発性脳障害が進行しHIEに進展することがあります。四肢の動きや眼球運動に異常がないか、筋緊張は正常かを確認します。臨床症状が乏しいことも珍しくないため、呼吸循環変量やaEEGの変化にも注意を払います。

⊙低体温療法中の呼吸・循環の目標

①呼吸管理

低体温療法中も、正常な酸素レベルや二酸化炭素レベルを目標とします。特に低二酸化炭素血症の持続は神経学的予後を悪化させます[12)]。血液検査のみに頼らず、呼気終末二酸化炭素分圧や呼吸状態（自発呼吸、分時換気量など）から二酸化炭素分圧を予測しましょう。

②循環管理

低体温下では90～100／分の心拍数は正常です。120／分が持続する場合は、むしろ頻脈と判断し、ストレスや循環不全、痙攣様発作などを疑うべきです。低体温環境では、血圧は上昇、低下ともにあり得ます。過度の上昇の際にはストレスによる交感神経刺激や痙攣様発作を疑います。低血圧のときには、血圧だけでなく、エコー所見、尿量、血清乳酸値などをモニタしながら、組織灌流不全を判断します。

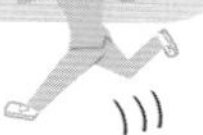

引用・参考文献

1) Olsen, SL. et al. Optimizing therapeutic hypothermia for neonatal encephalopathy. Pediatrics. 131 (2), 2013, e591-603.
2) 新生児低体温療法登録事業. "低体温の基準". https://www.babycooling.jp/data/lowbody/lowbody.html[2020.1.7]
3) Sarnat, HB. et al. Neonatal encephalopathy following fetal distress. A clinical and electroencephalographic study. Arch Neurol. 33 (10), 1976, 696-705.
4) Thompson, CM. et al. The value of a scoring system for hypoxic ischaemic encephalopathy in predicting neurodevelopmental outcome. Acta Paediatr. 86 (7), 1997, 757-61.
5) Elstad, M. et al. Cerebral Resistance Index is less predictive in hypothermic encephalopathic newborns. Acta Paediatr. 100 (10), 2011, 1344-9.
6) Boylan, GB. et al. Seizures and hypothermia : importance of electroencephalographic monitoring and considerations for treatment. Semin Fetal Neonatal Med. 20 (2), 2015, 103-8.
7) Takenouchi, T. et al. Delayed onset of sleep-wake cycling with favorable outcome in hypothermic-treated neonates with encephalopathy. J Pediatr. 159 (2), 2011, 232-7.
8) Martinez-Biarge, M. et al. Predicting motor outcome and death in term hypoxic-ischemic encephalopathy. Neurology. 76 (24), 2011, 2055-61.
9) Perlman, JM. et al. Part 7: Neonatal Resuscitation: 2015 International Consensus on Cardiopulmonary Resuscitation and Emergency Cardiovascular Care Science With Treatment Recommendations. Circulation. 132 (16 Suppl 1), 2015, S204-41.
10) Laptook, AR. et al. Elevated temperature and 6- to 7-year outcome of neonatal encephalopathy. Ann Neurol. 73 (4), 2013, 520-8.
11) Basu, SK. et al. Hypoglycaemia and hyperglycaemia are associated with unfavourable outcome in infants with hypoxic ischaemic encephalopathy : a post hoc analysis of the CoolCap Study. Arch Dis Child Fetal Neonatal Ed. 101 (2), 2016, F149-55.
12) Pappas, A. et al. Hypocarbia and adverse outcome in neonatal hypoxic-ischemic encephalopathy. Pediatr. 158 (5), 2011, 752-58.
13) Tanaka, S. et al. Use of Normothermic Default Humidifier Settings Causes Excessive Humidification of Respiratory Gases During Therapeutic Hypothermia. Ther hypothermia Temp Manag. 6 (4), 2016, 180-8.

名古屋第二赤十字病院小児科 **津田兼之介** つだ・けんのすけ
名古屋市立大学新生児・小児医学分野准教授 **岩田欧介** いわた・おうすけ

18 ショック

病態マップ

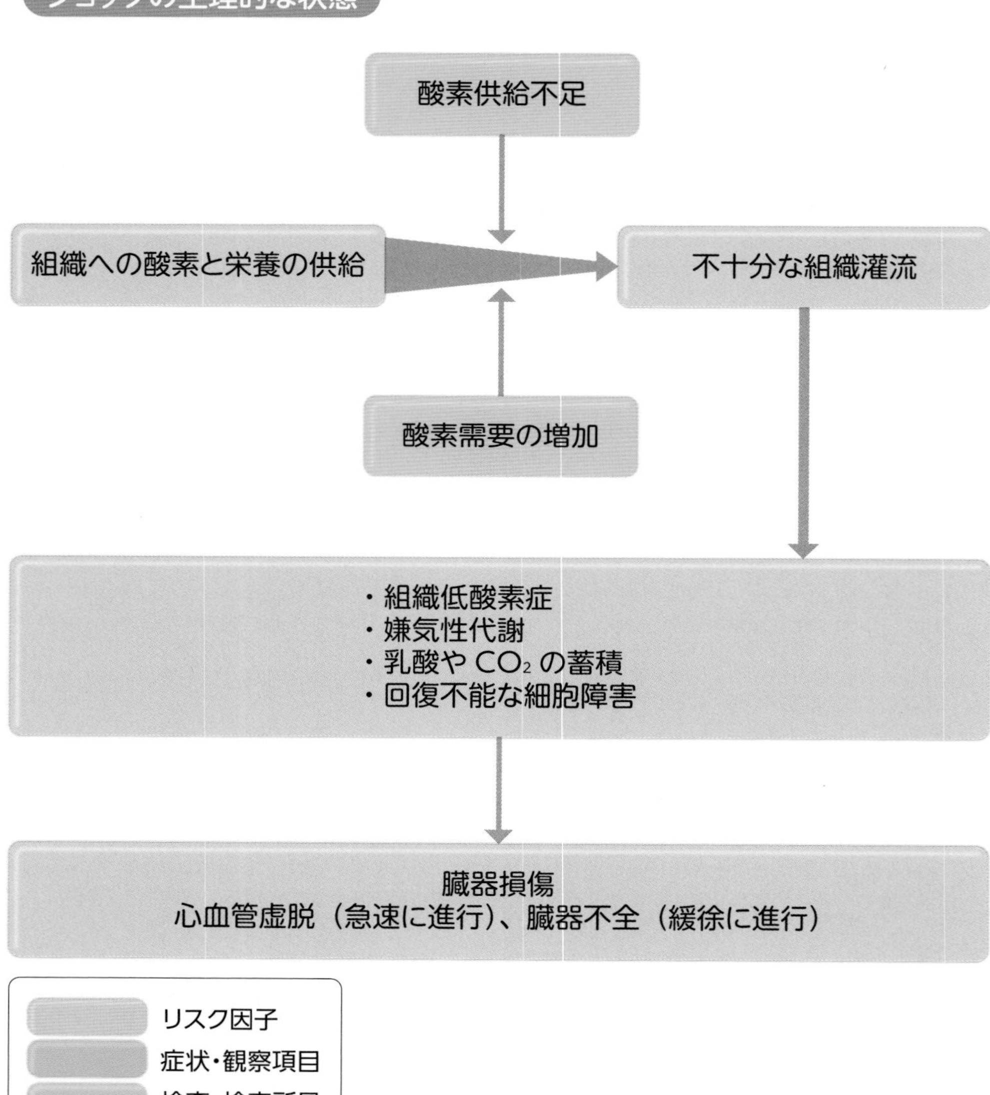

組織への酸素供給量

動脈血酸素含量 × 心拍出量
=1 回拍出量（前負荷・心筋収縮力・後負荷）
×
心拍数

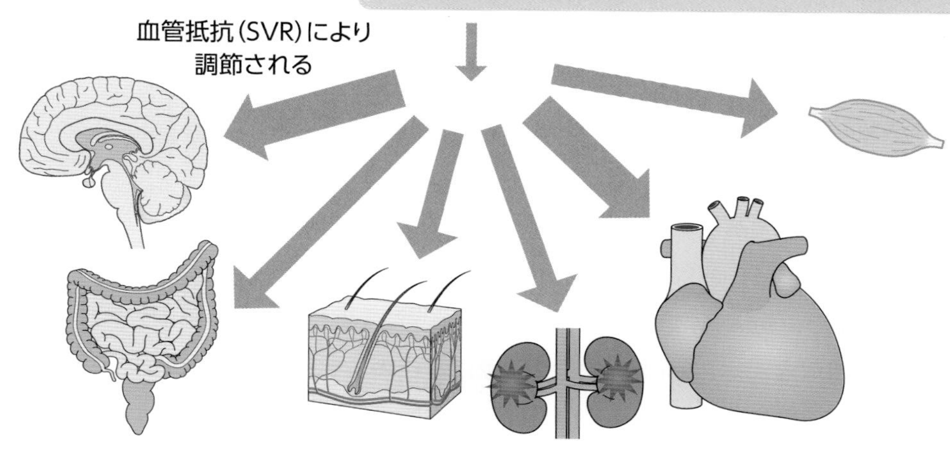

全身臓器

動脈血酸素含量↓

ショック
状態での =
代償機序

心拍出量↑
1 回拍出量（前負荷・心筋収縮力・後負荷）
×
心拍数↑

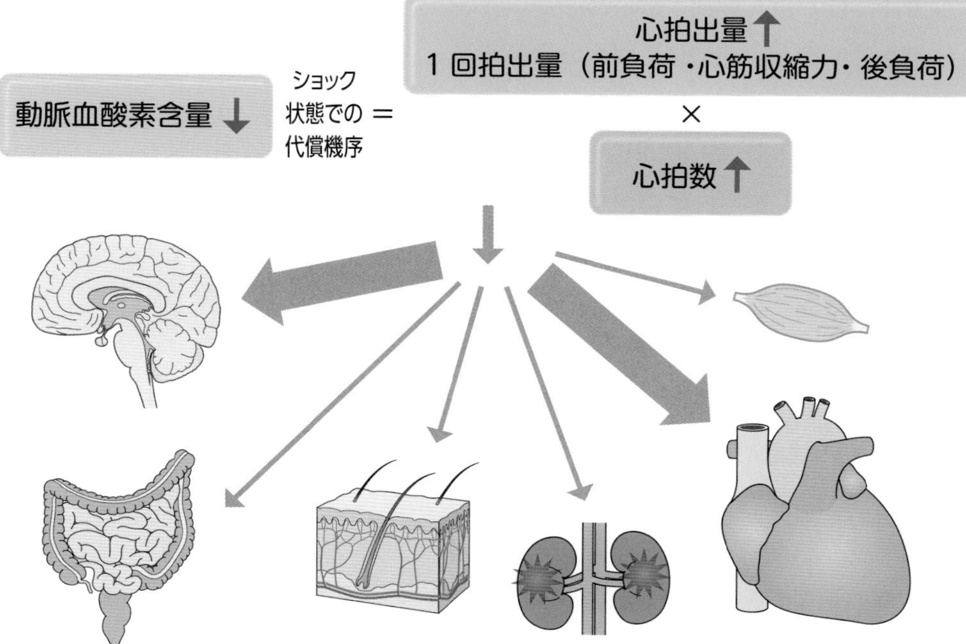

ショックとは？

代謝需要および組織の酸素化を満たすのには不十分な組織灌流を特徴とする生理的状態です[1)]。

●原　因

ショックの発生原因としては、以下のものが考えられます。

①不十分な循環血液量または酸素運搬能（出血性ショックを含む循環血液量減少性ショック）

②不適切な循環血液量と血流の分布（血液分布異常性ショック）

③心筋収縮力障害（心原性ショック）

④血流の閉塞（閉塞性ショック）

ショック時には、酸素供給不足、酸素需要の増加、またはその両方のいずれが原因であっても、組織への酸素と栄養の供給が代謝需要と比較して不十分となります。不十分な組織灌流は、組織低酸素症、嫌気性代謝、乳酸や CO_2 の蓄積、回復不能な細胞障害を引き起こし、最終的に臓器損傷に至る可能性があります。その結果、心血管虚脱では急速に、多臓器不全ではより緩徐に、死に至る恐れがあります。

●酸素供給

組織への酸素供給が十分であるかは、以下の因子に左右されます。

・血液中の酸素含有量が十分にあるか。

・組織への血流（心拍出量）が十分であるか。

・組織への血流の分布が適切であるか。

低酸素血症のみでは、必ずしも組織低酸素症になるわけではありません。組織への酸素供給量は、動脈血酸素含量と 1 分間に駆出される血液量（心拍出量）の積です。心拍出量が酸素含量の低下に応じて増加する場合、低酸素血症であっても酸素供給は正常な場合があります。

●血流の分布

組織への血流が十分であるかは、心拍出量および血管抵抗に左右されます。心拍出量を増加させるためには 1 回拍出量ないしは心拍数を増加させる必要がありますが、新生児の場合 1 回拍出量は小さく、心拍数に大きく依存しています。さらに 1 回拍出量は前負荷・心筋収縮力・後負荷の 3 つの因子で決まります。

適切な血流の分布は、特定臓器へ血流を供給する血管内径によって決まります。この特性は「血管抵抗」と呼ばれ、血管が太いと血管抵抗は低く、細いと高くなります。血管抵抗は組織によって調節され、代謝需要に見合うように局所的に血流が制御されます。血管抵抗の異常な増大（血管収縮）、または異常な低下（血管拡張）が生じると、心拍出量が十分でも血流の分布に影響します。

●代償機序

ショック状態に陥ると、代償機序により重要臓器への酸素供給を維持しようとします。代償機序としては以下のものが挙げられます。ショックの原因によって発現の様子は異なります。

⊙頻　拍

頻拍によってある程度まで心拍出量を高めることができます。

⊙体血管抵抗（SVR）の増加（血管収縮）

組織への酸素供給が減少すると、非重要臓器や組織（皮膚、骨格筋、腸管、腎臓など）から重要臓器（脳、心臓など）へ血液が再分布されたり、シャントされたりします（ダイビング反射）[2)]。この再分布は、体血管抵抗（systemic vascular resistance；SVR）の選択的上昇によって生じます。このため、臨床的には末梢循環の低下（すなわち、毛細血管再充満時間〔capillary refilling time；CRT〕の遅延、四肢冷感、末梢脈拍の触知不良）、および腸管や腎臓への灌流減少（尿量低下）が認められます。

⊙心収縮力の増加（心筋収縮力）

1 回拍出量と心拍出量を維持するもう 1 つの代償機序は心筋の収縮力の増加で、心室が空になるまで収縮します。

⊙静脈平滑筋の緊張の増加

1 回拍出量は静脈平滑筋の緊張が高まり、心臓への静脈還流および前負荷が改善されることでも支持されます。

●血圧への影響

血圧は、心拍出量と SVR によって決まります。心拍出量が低下しても、SVR が増加すれば血圧を維持できます。ショック状態の新生児ではこの代償機序が非常に効果的に作用するため、収縮期血圧が初期には正常かやや高めに維持されることがあります。SVR が高いと拡張期血圧が上昇するため、収縮期血圧と拡張期血圧の差である脈圧は減少することが多く、これに対し SVR が低いと（敗血症の場合など）、拡張期血圧が低下し、脈圧が増大します。

代償機序によって収縮期血圧が正常範囲内に維持されている場合は、**代償性ショ**

ックと呼ばれますが、心拍出量が不十分であれば、血圧が正常であっても組織灌流は損なわれます。乳酸アシドーシスや終末臓器の機能不全など組織低灌流の徴候は、血圧が正常でも発現します。

SVR が高くなって限界に達すると血圧の低下が始まります（低血圧性ショック）。そうなった時点で重要臓器への酸素供給が大きく損なわれます。臨床的徴候としては、代謝性アシドーシス、および終末臓器機能不全のエビデンス（意識障害や尿量低下など）が認められます。最終的な心筋への酸素供給が不十分になれば、心筋機能障害、1 回拍出量低下、低血圧が引き起こされます。これらの障害は、急速に心血管虚脱、心停止、不可逆的な終末臓器損傷につながり得ます。

生理的反応過程からショックを理解する（原因別）

①循環血液量減少性ショック

循環血液量が低下した臨床状態であり、血管外への水分喪失（脱水など）または血液量減少（出血など）を原因として、前負荷および心拍出量が低下します。

ショックに伴う代謝性アシドーシスを代償するために頻呼吸となり、呼吸性アルカローシスになることで部分的に代償されます。

②血液分布異常性ショック

SVR の低下により血液量および血流の分布異常を来した臨床状態であり、敗血症性ショック、アナフィラキシー性ショック、神経原性ショックにおいて見られます。新生児では、アナフィラキシーショックと神経原性ショックはまれであり、本稿では省略します。

敗血症性ショックでは、SVR の低下または上昇による血流の分布異常が特徴です。動脈拡張および静脈拡張により、静脈系での血液貯留および相対的循環血液量現象が発生します。さらに毛細血管透過性が亢進するため血管腔から血漿が漏出し、循環血液量減少がより顕著となります。また心筋収縮力が低下することもあります。

③心原性ショック

心機能の異常またはポンプ不全に続発して心拍出量が減少した状態です。これにより、左室駆出機能および心拍出量が低下し、以下のような原因があります。

先天性心疾患、心筋炎（心筋の炎症）、心筋症（遺伝性または後天性のポンプ機能異常）、不整脈、敗血症、中毒や薬物中毒、心筋障害（外傷など）。

心原性ショックは、著しい頻拍、SVR の上昇、心拍出量の減少を特徴とし、左室と右室の拡張末期容積が増加し、肺静脈系や対静脈系にうっ血を引き起こします。肺静脈うっ血は、肺水腫や呼吸仕事量の増加の原因となります。通常は、循環血液量減少の原因となる並存症（嘔吐や発熱を呈するウイルス性心筋炎の小児の場合など）がない限り、循環血液量は正常または増加します。

心原性ショックは、しばしば以下のような連続した代償機序と病理学的機序を特徴とします。

・心拍数と左室の後負荷が増加し、これにより左室の仕事量と心筋の酸素消費量が増加します。
・末梢組織や内臓組織から心臓や脳へと血液を再配分するために代償性にSVRが増加します。
・心筋収縮力低下と後負荷増大により、1回拍出量が減少します。
・静脈緊張が増加し、これにより中心静脈圧（右房圧）と肺毛細血管圧（左房圧）が上昇します。
・腎血流量の減少により体液貯留が生じます。
・心筋機能障害、左室拡張末期圧上昇、左房圧上昇、肺静脈圧上昇、静脈緊張の増大、体液貯留が原因となって肺水腫となります。

循環血液量減少性ショックでみられる脳や心臓への代償機序（ダイビング反射）が心原性ショックではしばしば有害になります。例えば、循環血液量減少性ショックでは代償性の末梢血管収縮によって血圧が維持されることがありますが、代償性血管収縮により左室の後負荷は増加するため（一般的には左室の駆出抵抗が増大すると考えられます）、心原性ショックではこの代償機序は有害な作用となります。

また、心筋には酸素が必要なため、重度または持続的なショックに陥った小児は、ほぼ全てが最終的に心筋への酸素供給量が酸素需要量に対して不足することになります。従って重度または持続的なショックはタイプにかかわらず、最終的に心筋の機能障害を引き起こします（つまり、このような小児はショックの一次的要因に加えて、心原性ショックも発症することなります）。いったん心筋機能が低下してしまうと、小児の臨床状態は急速に悪化します。

④閉塞性ショック

閉塞性ショックとは心臓への静脈還流量の制限により血流が物理的に阻害された状態、または心臓からの血液の駆出が制限された状態を指します。その結果として、心拍出量が低下します。

血流の物理的障害により、心拍出量に低下、不十分な組織灌流、SVRの代償的上昇が引き起こされます。閉塞性ショックの初期の臨床所見は、循環血液量減少性ショックと区別できないことがあります。ただし、臨床検査を慎重に行うことで循環血液量減少では見られない体静脈や肺静脈のうっ血の徴候が明らかになるでしょう。病態が悪化するにつれて、呼吸努力の増加、チアノーゼ、およびうっ血の徴候がさらに明らかになります。

心タンポナーデ、緊張性気胸、動脈管開存性の心疾患（大動脈縮窄症、左室低形成など）、広範な肺塞栓症において見られます。

⦿心タンポナーデ

心膜腔に体液、血液、空気などが貯留することにより発生します。心膜腔内圧が上昇し心臓を圧迫することで体静脈や肺静脈の還流が阻害されます。これにより心室の血液充満量が減少し、1回拍出量と心拍出量が低下します。心タンポナーデを治療しなければ無脈性電気活動を伴う心停止に至ります。

⦿緊張性気胸

胸腔内に空気が入り貯留して圧力が高まることにより生じます。この場合の空気は、内部の裂傷により損傷した肺組織から、または穿通性胸部外傷から侵入します。

胸腔内に侵入しその後自発的に停止する空気の漏れは、「単純性気胸」と呼ばれます。陽圧換気、または損傷した肺から胸腔内へと強制的に空気が押し出される胸部外傷により漏れが持続することがあります。胸腔内に空気が漏れ続けると貯留して圧力が高まり、緊張性気胸を引き起こします。この圧力が上昇するのに伴ってその中にある肺が圧迫され、縦隔が反対側に押されます。肺が圧迫されると急速に呼吸不全を来します。胸腔内圧の上昇と縦隔構造（心臓や大血管）への直接圧迫により静脈還流が阻害され、心拍出量の急速な低下と低血圧が生じます。緊張性気胸を治療しなければ無脈性電気活動を特徴とする心停止を来します。

⦿動脈管依存性病変

動脈管依存性の先天性心臓異常は通常、出生直後ではなく生後数日から数週間のうちに症状を呈します。以下のようなものがあります。

・チアノーゼ性先天性心臓病変（肺血流を動脈管に依存）

・左室流出路の閉塞性病変（体血流を動脈管に依存）

肺血流を動脈管に依存する先天性心臓病変は、ショックの徴候ではなくチアノーゼを呈します。一方、左室流出路の閉塞性病変は生後数日から数週間で動脈管が閉鎖するときに閉塞性ショック（ductal shock）の徴候を呈することが多いです。

このような左心および大動脈の病変には、大動脈縮窄（coarctation of the aorta；CoA）、大動脈弓離断（interruption of aortic arch；IAA）、重症大動脈弁狭窄症、左心低形成症候群などがあります。動脈管が閉塞を迂回する体血流の通路になるため、外科的治療が可能になるまでの間は動脈管開存の回復と維持が生存に不可欠です。

⦿広範な肺塞栓症

肺塞栓は血栓、脂肪、空気、羊水、カテーテルの断片、体内への注入物などによる肺動脈やその分枝の完全または不全閉塞です。肺塞栓で最も多い原因は、肺循環へ移動した血栓です。肺塞栓は小児ではまれですが、血管内に血栓が形成されやすい基礎疾患のある児に発生する可能性があります。例えば、中心静脈カテーテル留置、鎌状赤血球症、悪性疾患、結合組織疾患、遺伝性凝固障害（アンチトロンビンⅢ、プロテインS、プロテインC欠損症など）といったものがあります。

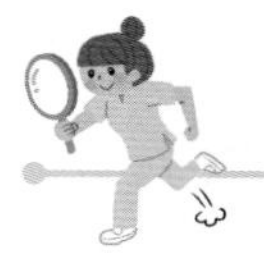

ショックの原因別見逃せない所見（表）

●循環血液量減少性ショック

・呼　吸：呼吸努力の増加を伴わない頻呼吸（quiet tachypneqa）。

・循　環：頻拍、正常収縮期血圧、脈圧減少、または脈圧減少を伴う収縮期低血圧、末梢脈拍が微弱または消失、中枢脈拍が正常または微弱、CRTの遅延、皮膚冷感・蒼白・まだら模様・発汗、四肢遠位部の黒ずみ／蒼白、意識レベルの低下、乏尿。

・神　経：ショックの進行に伴い意識レベル低下。

・全　身：しばしば四肢が体幹より冷たい。

●血液分布異常性ショック（敗血症性ショック）

・呼　吸：quiet tachypneqa、ただし肺炎や心原性肺水腫を発症しつつある場合は呼吸努力の増加を伴う。

・循　環：頻拍または時に徐脈、末梢脈拍の反跳または減弱、CRTは迅速または遅延、温かく紅潮した末梢皮膚（四肢の温感：ウォームショック）および脈圧増大を伴う低血圧、血管収縮を伴った蒼白でまだら模様の皮膚（四肢の冷感）および脈圧減少を伴う低血圧、意識レベルの変化、乏尿。

・神　経：意識レベル低下。

・全　身：発熱または低体温症、四肢温感または四肢冷感がみられる、点状出血または紫斑。

敗血症性ショックの病態生理は、感染病原体またはその副産物（エンドトキシンなど）によって起こる炎症カスケード反応です。

表 ショック原因別チャート

	循環血液量減少性ショック	血液分布異常性ショック（敗血症性ショック）	心原性ショック	閉塞性ショック			
				心タンポナーデ	緊張性気胸	動脈管依存性病変（ductal shock）	広範な肺塞栓症
呼吸	quiet tachypnea（呼吸努力の増加を伴わない頻呼吸）	・quiet tachypnea ・肺炎や心原性肺水腫を発症しつつある場合は、呼吸努力の増加を伴う	肺水腫に起因する呼吸努力の増加（頻呼吸、陥没呼吸、鼻翼呼吸、呻吟）	呼吸数および呼吸努力の増加を伴う呼吸窮迫	・胸郭膨隆の左右差 ・呼吸数および呼吸努力の増加を伴う呼吸窮迫 ・患側の共鳴音亢進 ・患側の過膨張 ・患側の呼吸音減弱	肺水腫の徴候や不十分な呼吸努力を伴う呼吸不全	呼吸数および呼吸努力の増加を伴う呼吸窮迫
循環	・頻拍 ・正常収縮期血圧、脈圧減少、または脈圧減少を伴う収縮期低血圧 ・末梢脈拍が微弱または消失 ・中枢脈拍が正常または微弱 ・毛細血管再充満時間（CRT）の遅延 ・皮膚冷感・蒼白・まだら模様・発汗 ・四肢遠位部の黒ずみ／蒼白 ・乏　尿	・頻拍または時に徐脈 ・血圧が正常な場合もある ・末梢脈拍の反跳または減弱 ・CRTは迅速または遅延 ・温かく紅潮した末梢皮膚（四肢の温感：ウォームショック）および脈圧増大を伴う低血圧 ・血管収縮を伴った蒼白でまだら模様の皮膚（四肢の冷感）および脈圧減少を伴う低血圧 ・乏　尿	・頻　拍 ・正常または脈圧減少を伴う低血圧 ・末梢脈拍が微弱または消失 ・中枢の脈拍が正常から微弱に変化 ・四肢の冷感を伴うCRTの遅延 ・うっ血性心不全の徴候（肺水腫、肝腫大、頸静脈怒張など） ・チアノーゼ（チアノーゼ性先天性心疾患または肺水腫により引き起こされる） ・皮膚の冷感、蒼白、まだら模様、発汗 ・乏　尿	・頻　拍 ・末梢循環不良（末梢の脈拍が弱い、四肢の冷感、CRTの遅延） ・こもったまたは減弱した心音 ・脈圧の減少 ・奇脈（自発呼吸時の収縮期血圧低下が10mmHgを超える） ・頸静脈膨張	・頸静脈の怒張 ・奇　脈 ・循環の急速な悪化 ・通常心拍出量の低下に伴い頻拍から徐脈さらには低血圧へ急速に進展	・全身循環の急激な進行性悪化 ・うっ血性心不全（心肥大、肝腫大） ・動脈管前後の圧較差の拡大〔大動脈縮窄症（CoA）、大動脈離断症（IAA）〕 ・動脈管前後の動脈血酸素飽和度の較差の拡大（3～4%を超える）〔CoA、IAA〕 ・大腿動脈の拍動消失〔CoA、IAA〕 ・下肢のSpO_2モニターの触知不良（Co、IAA）代謝性アシドーシス（乳酸の増加） ・乏　尿	・頻　拍 ・チアノーゼ ・低血圧 ・体静脈うっ血と右心不全
	代償性ショック（代償機序によって収縮期血圧が正常範囲内に維持されている） →低血圧性ショック（体血管抵抗〔SVR〕が高くなって限界に達すると血圧の低下が始まる）						
全身	四肢が体幹より冷たい	・発熱または低体温症 ・四肢温感または四肢冷感 ・点状出血または紫斑	四肢が体幹より冷たい	四肢が体幹より冷たい	四肢が体幹より冷たい	皮膚が冷たい	・胸　痛 ・四肢に冷感やまだら模様が発現する場合がある

※赤字は特徴的な所見

好中球、単球、マクロファージなどの免疫系が活性化され、これらの細胞自体またはこれらの細胞と感染性微生物との相互作用によって、炎症反応を持続させる炎症性メディエーター（サイトカイン）の放出や活性化が刺激されます。サイトカインは、血管拡張や血管内膜（内皮細胞）への損傷を引き起こし、毛細血管透過性亢進をもたらします。また、凝固系カスケードを活性化し、微小血管血栓症および播種性血管内凝固症候群（disseminated intravascular coagulation syndrome；DIC）を引き起こすことがあります。

さらに特定の炎症性メディエーターは心筋収縮力を低下させ、心筋機能不全を引き起こす場合があります。

副腎は敗血症性ショックにおいて、特に微小血管血栓症や出血を生じやすいです。副腎は、身体のストレス反応に重要なホルモンであるコルチゾールを生成するため、敗血症の新生児は絶対的または相対的な副腎不全を発症する可能性があります。敗血症性ショックでは、副腎不全がSVRの低下と心筋機能不全の一因となります。

・敗血症性ショックの徴候

早期の敗血症性ショックの徴候は軽微であることが多く、初期は末梢の灌流が十分に見えるため、認識が困難な場合があります。敗血症性ショックは感染またはその副産物をきっかけとして発生するため、新生児に発熱または低体温症が見られることがあり、白血球数は減少、正常、増加のいずれの場合もありえます。

敗血症性ショックに陥った新生児では、血液分布異常性ショックに一致する所見に加え、診断的評価でその他の異常が判定される場合があります。例えば、代謝性アシドーシス、呼吸性アルカローシス、白血球増加、白血球減少、左方移動などが挙げられます。

●心原性ショック

心原性ショックに一致する所見として以下があります。

- 肺水腫に起因する呼吸努力の増加（頻呼吸、陥没呼吸、鼻翼呼吸、呻吟）。
- 頻拍、正常または脈圧減少を伴う低血圧、末梢脈拍が微弱または消失、中枢の脈拍が正常から微弱に変化、四肢の冷感を伴うCRTの遅延、うっ血性心不全の徴候（肺水腫、肝腫大、頸静脈怒張など）、チアノーゼ（チアノーゼ性先天性心疾患または肺水腫により引き起こされる）、皮膚の冷感、蒼白、まだら模様、発汗、意識レベルの低下、乏尿。
- しばしば四肢が体幹より冷たい。

●閉塞性ショック

①心タンポナーデ

心タンポナーデに一致する所見として以下があります。

- 呼吸数および呼吸努力の増加を伴う呼吸窮迫。
- 頻拍、末梢循環不良（末梢の脈拍が弱い、四肢の冷感、CRTの遅延）、こもったまたは減弱した心音、脈圧の減少、奇脈※（自発呼吸時の収縮期血圧低下が10mmHgを超える）、頸静脈怒張。
- しばしば四肢が体感より冷たい。

※奇脈とは自発呼吸における1回拍出量の正常変動が誇張された状態です。

②緊張性気胸

緊張性気胸に一致する所見として以下があります。

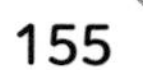

・胸郭膨隆の左右差、呼吸数および呼吸努力の増加を伴う呼吸窮迫、患側の共鳴音亢進、患側の過膨張、患側の呼吸音の減弱。
・頸静脈の怒張、奇脈、循環の急速な悪化、通常心拍出量の低下に伴い頻拍から徐脈さらには低血圧へ急速に進展します。
・しばしば四肢が体幹より冷たい。

③動脈管開存性の心疾患（大動脈縮窄症、左室低形成など）

左室流出路の閉塞性病変に一致する所見として以下があります。
・肺水腫の徴候や不十分な呼吸努力を伴う呼吸不全。
・全身循環の急激な進行性悪化、うっ血性心不全（心肥大、肝腫大）、動脈管前後の圧較差の拡大（CoA、IAA）、動脈管前後の動脈血酸素飽和度の較差の拡大（3〜4% を超える）（CoA、IAA）、大腿動脈の拍動消失（CoA、IAA）、下肢の SpO_2 モニターの触知不良（CoA、IAA）。
・代謝性アシドーシス（乳酸の増加）。
・皮膚が冷たい。

④広範な肺塞栓症

肺塞栓は換気血流不均衡、低酸素血症、肺血管抵抗の上昇とそれによる右心不全、左室充満の減少、心拍出量の低下を引き起こします。肺塞栓は徴候が軽微で非特異的な徴候（チアノーゼ、頻拍、低血圧）を示すことがあるため、診断が難しい場合があります。しかし、体静脈うっ血と右心不全の徴候は循環血液量減少性ショックとの区別に役立ちます。

広範な肺塞栓症に一致する所見として以下があります。
・呼吸数および呼吸努力の増加を伴う呼吸窮迫。
・頻拍、チアノーゼ、低血圧、体静脈うっ血と右心不全、胸痛。
・意識レベルの低下。
・四肢に冷感やまだら模様が発現する場合がある。

検査・ケアのポイント

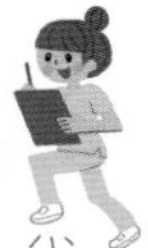

バイタルサインを始めとするあらゆる生体情報から、児の不十分な組織灌流状態の初期症状（プレショック）を察知し、その原因を推察し、いち早く対応できるよう心掛けましょう。

代償性ショックの段階で有効な介入をしながら、増悪していないかの状態把握のためには血圧測定は必須です。

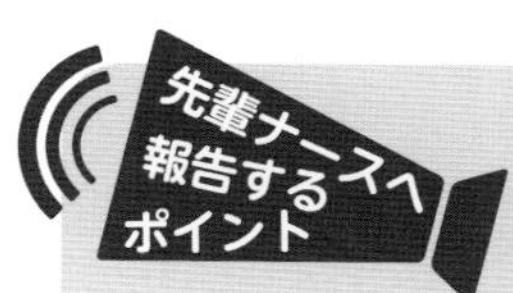

ショックの初発症状に気付く！

啼泣・体動が少ない・弱い、哺乳不良・胃残がある、皮膚色不良、末梢冷感があるなど、「何となくいつもと違う」印象を感じたら、not doing well[3] として、他スタッフに伝え、記録に残しておきましょう。ショックの初発症状かもしれません。

また、感覚も大切にする一方で、何が気になるのか、どこがいつもと違うのかを意識し、引き続き注意深く観察を継続しましょう。

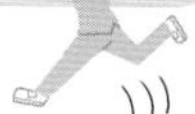

引用・参考文献

1) American Heart Association. "ショックの認識". PALSプロバイダーマニュアル AHAガイドライン2015準拠. 大阪, 株式会社シナジー, 2018, 171-95.
2) Sheldon, RE. et al. Redistribution of cardiac output and oxygen delivery in the hypoxemic fetal lamb. Am J Obstet Gynecol. 135 (8), 1979, 1071-8.
3) 白石淳. "Not doing well（なんとなくおかしい）". 新生児緊急搬送ハンドブック. 藤村正哲編. 大阪, メディカ出版, 2012, 162-3

大阪急性期・総合医療センター小児科・新生児科副部長　白石　淳　しらいし・じゅん

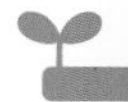

{その他、押さえておくべき疾患7}

19 播種性血管内凝固症候群（DIC）

病態・ケアマップ

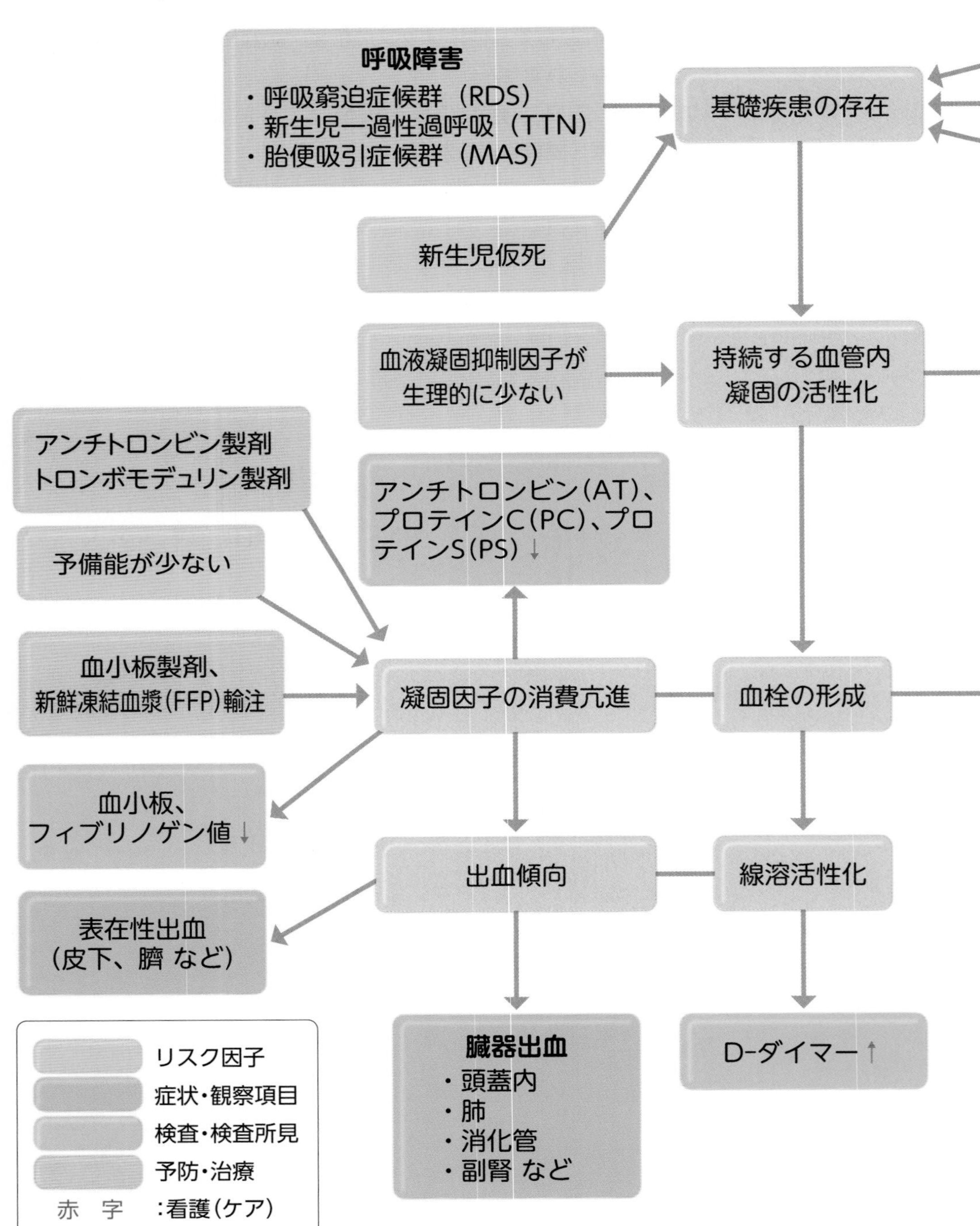

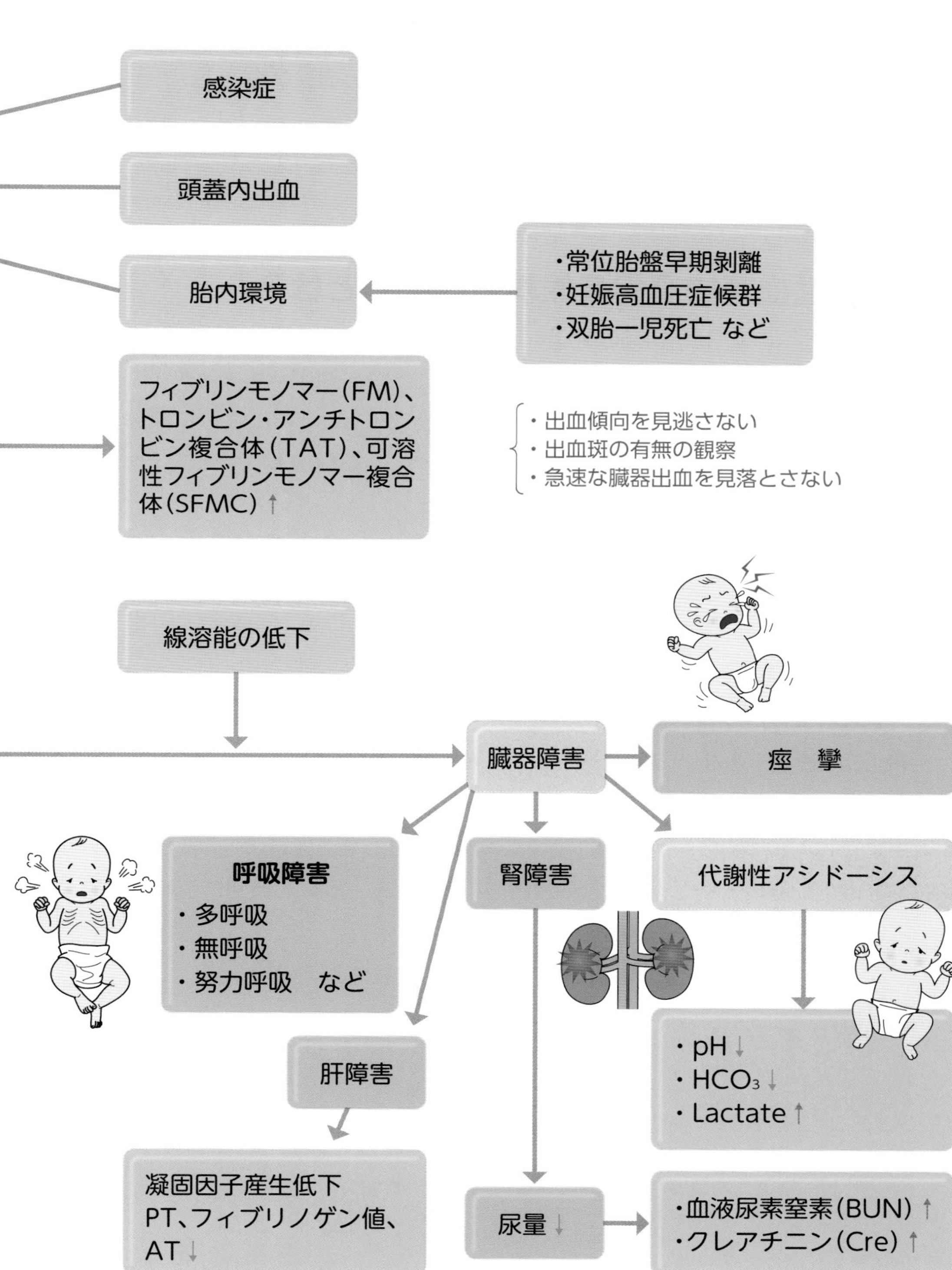
感染症
頭蓋内出血
胎内環境
・常位胎盤早期剥離
・妊娠高血圧症候群
・双胎一児死亡 など
フィブリンモノマー(FM)、トロンビン・アンチトロンビン複合体(TAT)、可溶性フィブリンモノマー複合体(SFMC) ↑
・出血傾向を見逃さない
・出血斑の有無の観察
・急速な臓器出血を見落とさない
線溶能の低下
臓器障害
痙　攣
呼吸障害
・多呼吸
・無呼吸
・努力呼吸　など
腎障害
代謝性アシドーシス
肝障害
・pH ↓
・HCO3 ↓
・Lactate ↑
凝固因子産生低下
PT、フィブリノゲン値、AT ↓
尿量 ↓
・血液尿素窒素(BUN) ↑
・クレアチニン(Cre) ↑

血液の流動性

血液は、血管損傷が起こり出血したときには速やかに“凝固”する必要があります。しかし血液が凝固し続けると、血管内を血液の塊である血栓が塞いでしまうため、必要な部分に血液が届きません。このようなことが起こらないように、血液は①出血した部位では速やかに固まることができる能力に加えて、②固まった血栓を溶かす（線溶）という逆の能力も持っています。

播種性血管内凝固症候群（DIC）とは？

播種性血管内凝固症候群（disseminated intravascular coagulation syndrome；DIC）とは、一体どのような疾患なのでしょうか。

教科書的には、「小血管に微小血栓形成や内皮障害を来し、非常に重篤な場合には臓器不全を来すもの」と従来から定義され、いろいろな基礎疾患によって引き起こされる広範な血管内凝固を特徴としています。

新生児は、各種臓器やその機能が発達段階にあります。血液の性質も同様であるため、“凝固”と“線溶”の機能に余力が少なく、DICを発症しやすいという特徴があります。

基礎疾患の重要性

定義上、基礎疾患のないDICは存在しません。そのため、DICはどういった基礎疾患に発症しやすいかを理解することは、とても重要です。

新生児では、胎児機能不全・新生児仮死、胎児循環から新生児循環への変化、感染に対する防御能の未熟性や出生後の侵襲的処置などが、DICの発症に密接に関わっています。表にDICの基礎疾患を示しました。

表　新生児におけるDICの主な基礎疾患

産科的疾患	・常位胎盤早期剝離 ・双胎一児死亡 ・妊娠高血圧症候群
新生児疾患	・血管内皮傷害 重症感染症 仮　死 出血（頭蓋内、消化管、肺など） 呼吸窮迫症候群（RDS） 低体温　など ・新生児への薬剤投与　など

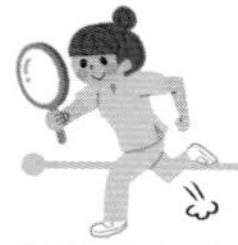

見逃せない所見

DICの特徴をもう少し詳しく考えると、その症状は、①臓器症状と、②出血症状に分類され、これらの所見は見逃せません。

●臓器症状

呼吸障害、末梢循環障害、腎障害（尿量低下）、代謝性アシドーシス、痙攣などがみられますが、これらの症状は基礎疾患の症状とオーバーラップすることが多いです。

●出血症状

皮膚では、点状出血と斑状出血のいずれも認められます。そのほか、臍出血、鼻出血など表在性出血だけでなく、頭蓋内、気道、肺、腹腔内、消化管内、腎、副腎など重要臓器にも起こり得ます。

検査・ケアのポイント

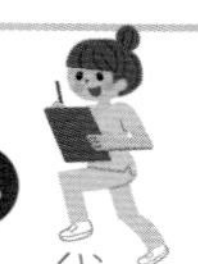

凝固系検査や血小板数など、ひとつの臨床検査項目だけでDIC診断や病勢の把握ができないことが、「DICがよく分からない」と感じる要因の一つではないかと感じています。

「新生児DIC診断・治療指針 2016年版」における「診断アルゴリズム」を**図**[1]に示しました。本診断基準から、血小板減少率の項目が追加されました。診断基準では、血小板数だけ経時的な値の推移に注意するよう明記されていますが、実際にはプロトロンビン時間（prothrombin time；PT）やフィブリノゲン、フィブリン分解産物（fibrin degradation product；FDP）やD-ダイマーなど、他の項目においても値の変化に注意する必要があります。

また、血液ガス測定項目中にある乳酸値の上昇は過凝固とも関連しています。さまざまな病態で乳酸値が上昇することは広く知られていますが、DIC発症についても注意する必要があります。

採血や静脈ライン確保などの処置後、穿刺部位の止血状況を確認します。DICでは、しばしば穿刺部位からのじわじわとした出血（oozing）で気付かれることが多いため、注意が必要です。

出血部位による特有の症状に留意するのはもちろんですが、出血に伴う呼吸・循環動態の悪化（頻脈、徐脈、血圧低下、末梢循環不全、皮膚色不良などの症状）にも注意します。

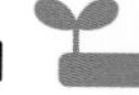

図 新生児DIC診断アルゴリズムと診断基準

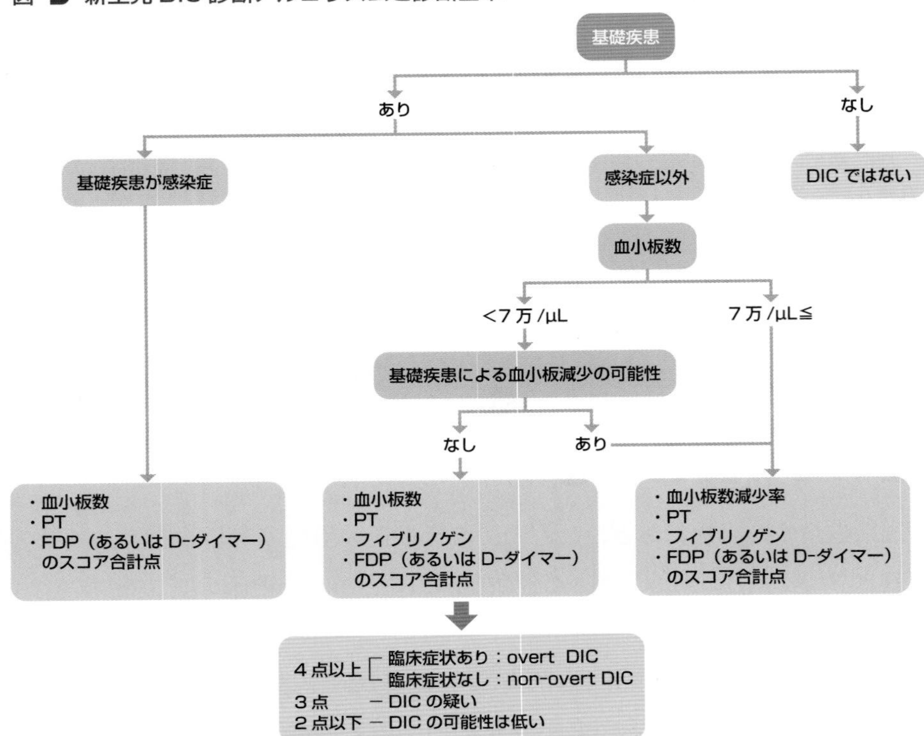

項目		出生体重	
		1,500g以上	1,500g未満
血小板数[*1)]	70×10³/μL≦　かつ　24時間以内に50%以上減少	1点	1点
	50×10³/μL≦　＜70×10³μL	1点	1点
	＜50×10³/μL	2点	2点
フィブリノゲン[*2)]	50 mg/dL≦　＜100 mg/dL	1点	－
	＜50 mg/dL	2点	1点
凝固能（PT-INR）	1.6≦　＜1.8	1点	－
	1.8≦	2点	1点
線溶能[*3)]（FDPあるいはD-ダイマー）	＜基準値の2.5倍	－1点	－1点
	基準値の2.5倍≦　＜10倍	1点	2点
	基準値の10倍≦	2点	3点

*1) 血小板数：基礎疾患が骨髄抑制疾患など血小板減少を伴う疾患の場合には加点しない。

*2) フィブリノゲン：基礎疾患が感染症の場合には加点しない。感染症の診断は小児・新生児SIRS基準などによる。

*3) TAT/FM/SFMCは、トロンビン形成の分子マーカーとして、凝固亢進の早期診断に有用な指標である。しかし、採血手技の影響を極めて受けやすいことから、血小板数やD-ダイマーなど他の凝固学的検査結果と併せて評価する。
血管内留置カテーテルからの採血など採血時の組織因子の混入を否定できる検体では、TAT/FM/SFMCの1つ以上が異常高値の場合は、1点のみを加算する。なお、採血方法によらず、これらの測定値が基準値以内の時はDICである可能性は低い。

PT；プロトロンビン時間、FDP；フィブリン分解産物，TAT；トロンビン・アンチトロンビン複合体、FM；フィブリンモノマー、SFMC；可溶性フィブリンモノマー複合体

（文献1より引用改変）

先輩ナースへ報告するポイント

皮下出血や出血斑

特に誘因がなく、日常のケアでは問題とならない処置などでも皮下出血や出血斑が出現する場合には、DICの初期症状である可能性があります。また、症状の経時的な変化が病勢把握に重要であるため、処置後の止血状況や出血の程度（出血部位、色、出血量や経時的な変化）なども念頭に置きながら先輩ナースに報告しましょう。

DICに限ったことではありませんが、通常見られない変化や症状の推移などについて、先輩ナースや他のスタッフと情報共有することが大切です。

DICは急速に進行し、予後不良な症候群です。新生児、特に早産児はDICを起こしやすいため、基礎疾患や病態について十分に理解することが大切です。臨床症状や検査所見の推移なども幅広い視点から深く観察することによって、適切なケアへとつながることを願っています。

引用・参考文献

1） 日本産婦人科・新生児血液学会　新生児DIC診断・治療指針作成ワーキンググループ．新生児DIC診断・治療指針2016年版．http://www.jsognh.jp/common/files/society/2017/guideline_2016.pdf [2019.12.23]

愛育会福田病院新生児科部長　髙橋大二郎　たかはし・だいじろう

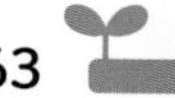

{その他、押さえておくべき疾患7}

20 未熟児貧血

病態・ケアマップ

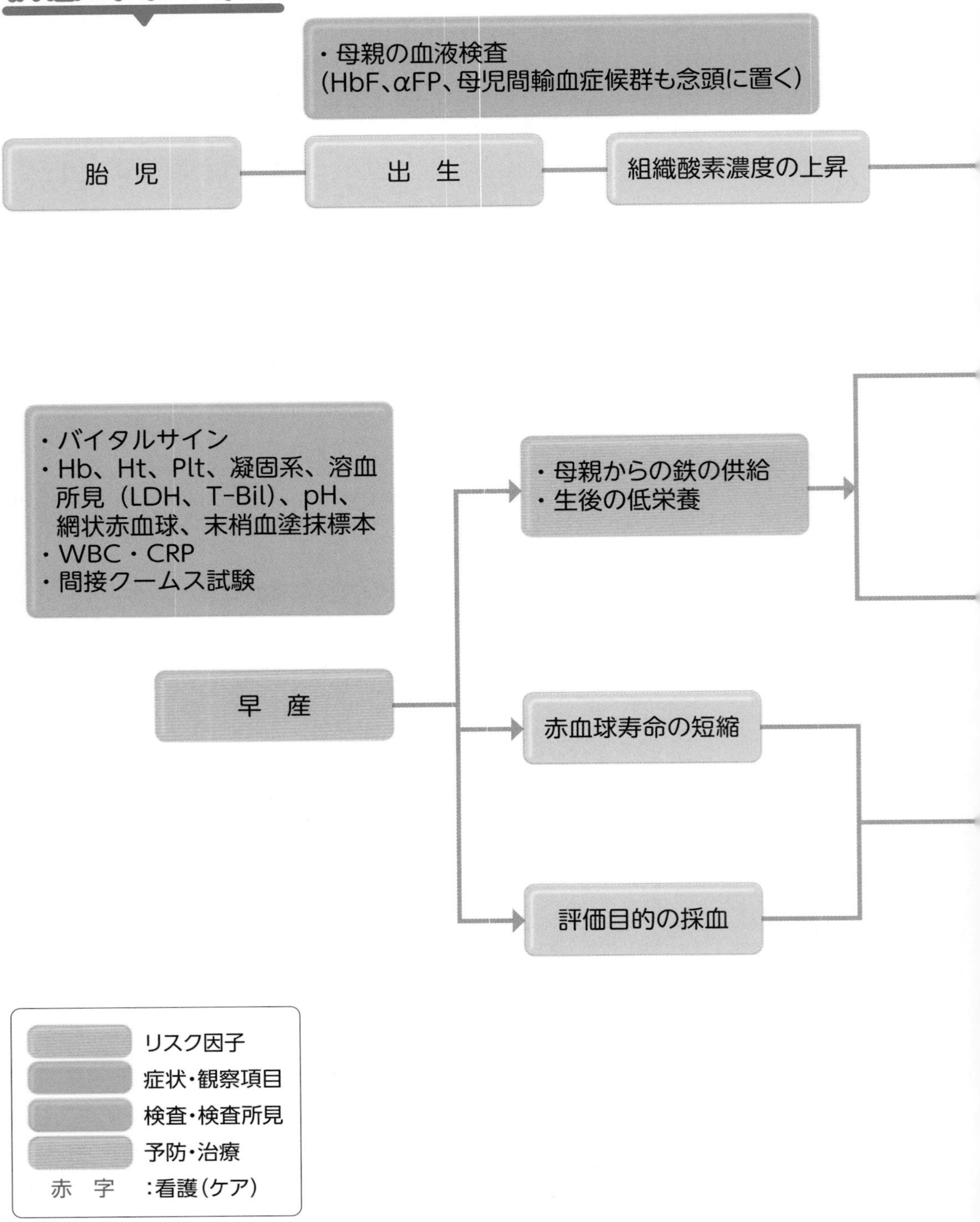

・母親の血液検査
(HbF、αFP、母児間輸血症候群も念頭に置く)

胎 児

出 生

組織酸素濃度の上昇

・バイタルサイン
・Hb、Ht、Plt、凝固系、溶血所見（LDH、T-Bil)、pH、網状赤血球、末梢血塗抹標本
・WBC・CRP
・間接クームス試験

・母親からの鉄の供給
・生後の低栄養

早 産

赤血球寿命の短縮

評価目的の採血

リスク因子
症状・観察項目
検査・検査所見
予防・治療
赤 字 :看護(ケア)

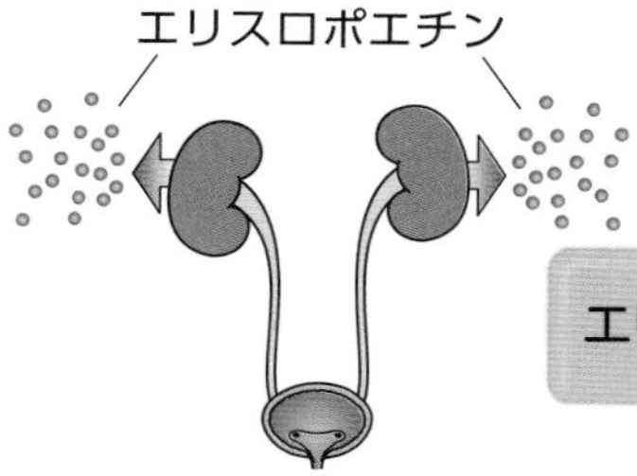

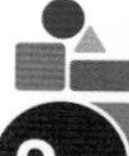

エリスロポエチン

エリスロポエチン製剤皮下注射

エリスロポエチンの低下

・消化器症状などの副作用の観察

鉄剤投与

鉄欠乏

造血低下

ビタミン補充

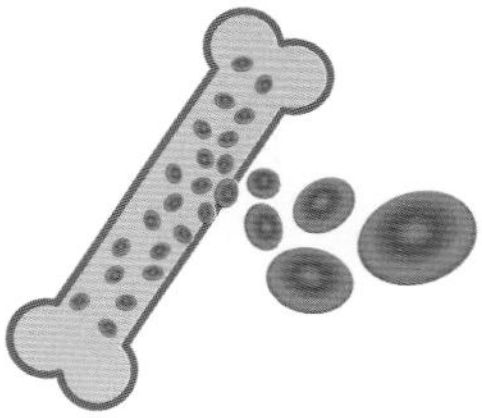

ビタミンE、ビタミンB_{12}、葉酸欠乏

赤血球輸血

ヘモグロビン（Hb）低下

・皮膚色不良
・活気不良
・体重増加不良
・心雑音
・無呼吸や周期性呼吸
・頻　脈
・乳酸アシドーシス

未熟児貧血とは？

胎児の赤血球は、胎児ヘモグロビン（Hb）〔HbF〕といわれ、酸素親和性の高い（酸素と結合しやすい）特徴を持っています。臍帯血液ガスに注目すると分かりますが、胎児の動脈血酸素分圧（partial pressure of arterial oxygen；PaO_2）は約 20～30mmHg で、新生児の 90～95mmHg と比べて圧倒的に低い値です。胎児は、胎盤を経由して母親から酸素を受け取ります。当たり前のように思いますが、母親の組織も酸素を必要としているので、母親と競合して胎児は酸素を獲得しています。HbF は、酸素親和性が高いため酸素獲得に有利に働きます。生後は、PaO_2 が上昇することで、造血を促すエリスロポエチンが低下し、生後 6～8 週ごろまで赤血球産生が停止することで“生理的貧血”が生じます。早産ではこれも未熟児貧血の要因の一つになります。生後は、成人型 Hb（HbA）が造血され胎外環境に適応します。

貧血とは、赤血球量または Hb の減少です。未熟児貧血は、早産児に起こる貧血のことで、エリスロポエチン産生低下、（HbF の）赤血球寿命が短い、造血に必要な鉄・ビタミン E・ビタミン B_{12}・葉酸などの不足・急速な成長および頻回の採血によって起こります。

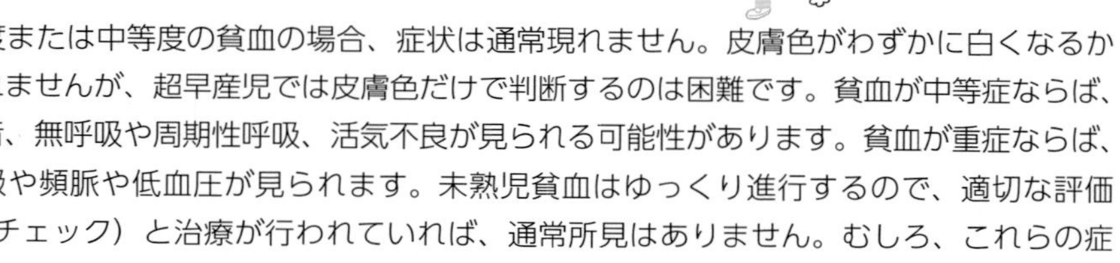

見逃せない所見

軽度または中等度の貧血の場合、症状は通常現れません。皮膚色がわずかに白くなるかもしれませんが、超早産児では皮膚色だけで判断するのは困難です。貧血が中等症ならば、心雑音、無呼吸や周期性呼吸、活気不良が見られる可能性があります。貧血が重症ならば、多呼吸や頻脈や低血圧が見られます。未熟児貧血はゆっくり進行するので、適切な評価（貧血チェック）と治療が行われていれば、通常所見はありません。むしろ、これらの症状を伴う貧血がみられる場合には、出血か溶血による急速な貧血を念頭に置きます。

●痙攣、血便、腹部膨満

早産では、脳室内出血（intraventricular hemorrhage；IVH）や壊死性腸炎（necrotizing enterocolitis；NEC）に伴う消化管出血がありますが、これらでは貧血よりも、それぞれの出血に伴う所見（具体的には、IVH ならば痙攣、NEC なら血便や腹部膨満など）がみられます。

●黄　疸

溶血では、貧血に伴い皮膚色が白色になるのに加えて、Hb がビリルビンに転換されることにより黄疸が目立ちます。比較的急速に進行する貧血に黄疸が加わったときには、溶血を考えましょう。

検査・ケアのポイント

検査の基本は、Hb やヘマトクリット（Ht）を測定することです。Hb は血液ガスで示される機種も多く、Ht は血液に占める赤血球の割合なので、“ヘマトクリット毛細管”で遠心することで簡単に測定可能です。

皮膚の状態にもよりますが、ヒールカットによる毛細血管採血では、静脈採血よりも Hb 値は高いことが多いです（強い浮腫がみられる場合は、毛細血管採血の方が低値になります）。Hb や Ht のデータを解釈するときには、採血部位（動脈、静脈、毛細血管）を確認することも重要です。

また、貧血の悪化に伴い、急なビリルビンの上昇やカルボキシヘモグロビン（COHb）の上昇が見られる場合には、未熟児貧血ではなく溶血の可能性があります。最近の血液ガス測定機器は、COHb を計測可能なことが多いです。

治療は、造血を促すホルモンであるエリスロポエチンの皮下注射を週 2 回行うのが一般的です。針の刺入に加えて、皮下に薬液が注入される痛みへの配慮が必要です。「NICU に入院している新生児の痛みのケアガイドライン」[1)]などを参考に、痛みに対するケアを行いましょう。また Hb の増加に伴い鉄の需要が増えることと、早産児では母親からの供給がなくなるため鉄剤の内服も並行して行います。鉄剤に関しては、「新生児に対する鉄剤投与のガイドライン 2017」[2)] が参考になります。その他、ビタミン E の補充も有用と考えられています。これらの治療は急速に Hb を上昇させる効果は見られないので、症状を伴う貧血では輸血が必要です。

輸血には、コンセンサスの得られた基準があります。施設ごとにわずかな違いがあるかもしれませんが、当院 NICU の基準を表に示します。超早産児の慢性期に人工呼吸器や酸素も離脱していて、無呼吸もない場合には、Hb が 8g／dL でも輸血は必要ありません。一方で、人工呼吸器管理を継続予定の児では、Hb が 12g／dL でも輸血を行います。必要な Hb レベルは全身状態に依存しています。

表　NICU における輸血の適応（神奈川県立こども医療センターNICU）

Hb（g／dL）	Ht（%）	適応基準
≦ 13	≦ 40	先天性心疾患を合併し、チアノーゼや心不全を伴う
≦ 12	≦ 35	出生直後の急性出血・失血、気管挿管し呼吸器管理中
≦ 10	≦ 30	先天性慢性貧血、大手術時、CPAP や酸素投与中
≦ 7	≦ 20	未熟児貧血で酸素化不良、哺乳力低下、頻脈など症状が明らかなときのみ

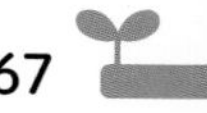

早産児において、全身状態が安定していて、体重増加が良好な場合に貧血の進行が見られることがあります。体重増加に伴い呼吸状態の悪化などの症状を伴う場合は別ですが、単に貧血が悪化するという理由で体重増加を抑制するような栄養方針は適切ではありません。むしろ、未熟児貧血の症状として体重増加不良があるくらいなので、体重増加が良好であることは問題ない証拠だと思います。

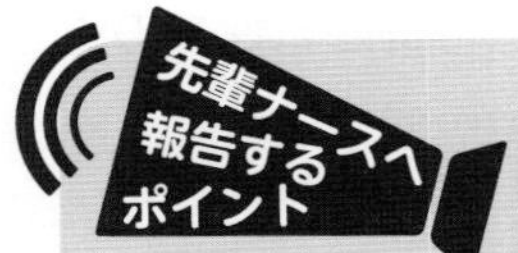

輸血の基準や周産期呼吸

Hb の値と症状を照らし合わせて、輸血の基準を満たすような場合には、先輩ナースと一緒に考えてみましょう。

無呼吸や徐脈のエピソード、周期性呼吸が見られる場合には、未熟児貧血の進行による可能性があります。ただし、これらの症状が急に強く見られる場合には、感染症の可能性に注意します。いずれにしても相談しましょう。

貧血により無害性の心雑音を聴取することがあります。早産児では、動脈管開存の可能性がありますので報告しましょう。

引用・参考文献

1) 「新生児の痛みの軽減を目指したケア」ガイドライン作成委員会. NICU に入院している新生児の痛みのケアガイドライン. http://www.jann.gr.jp/wp-content/uploads/2016/09/83d5c6c0d4b2159358253518b1f1dffc2.pdf [2019.12.24]
2) 日本新生児成育医学会：医療の標準化委員会鉄剤投与のガイドライン改訂ワーキング・グループ. 新生児に対する鉄剤投与のガイドライン 2017. http://jsnhd.or.jp/pdf/31-1-159-185.pdf [2019.12.24]

神奈川県立こども医療センター新生児科　**下風朋章**　しもかぜ・ともゆき

MEMO

21 未熟児骨減少症

病態・ケアマップ

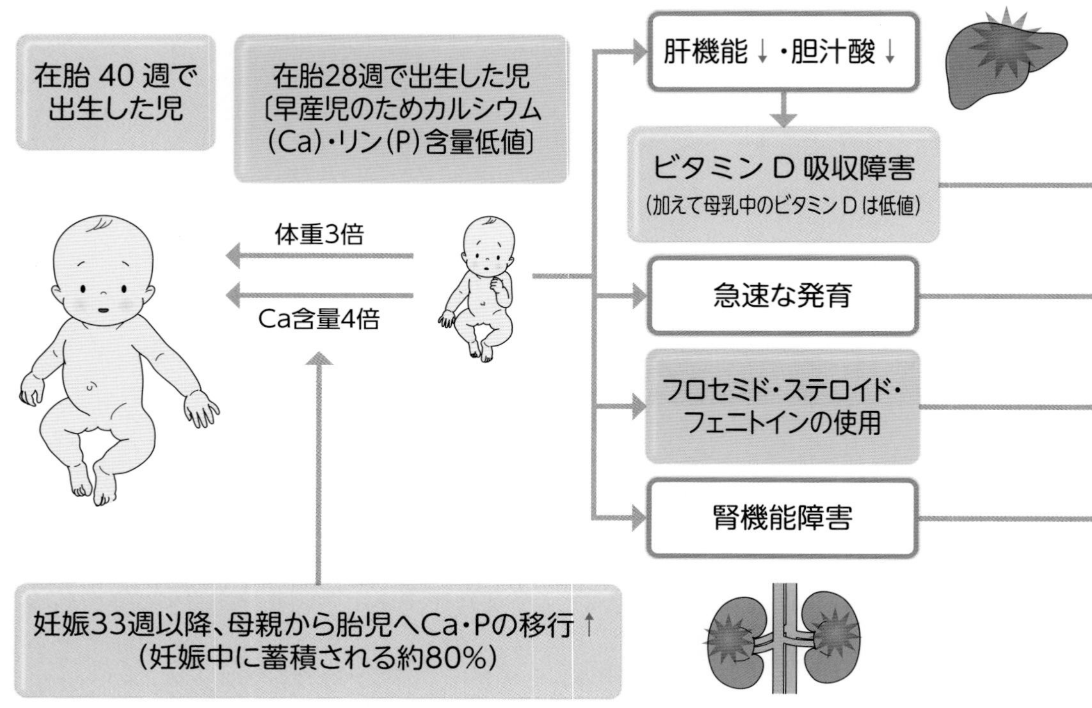

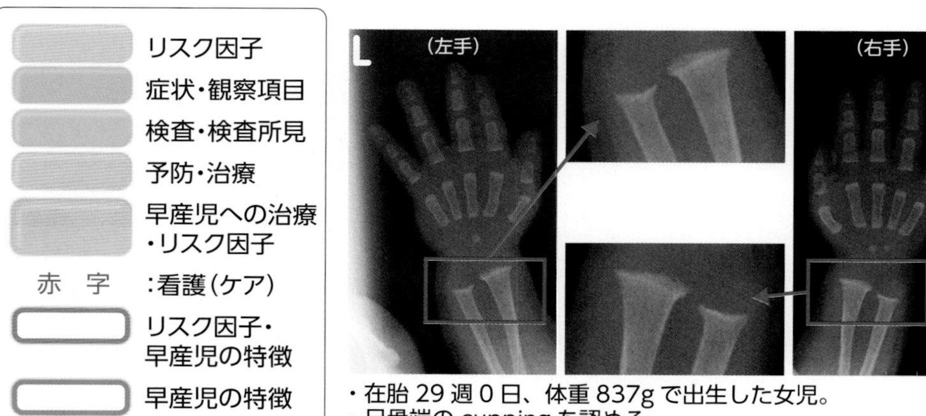

・在胎 29 週 0 日、体重 837g で出生した女児。
・尺骨端の cupping を認める。

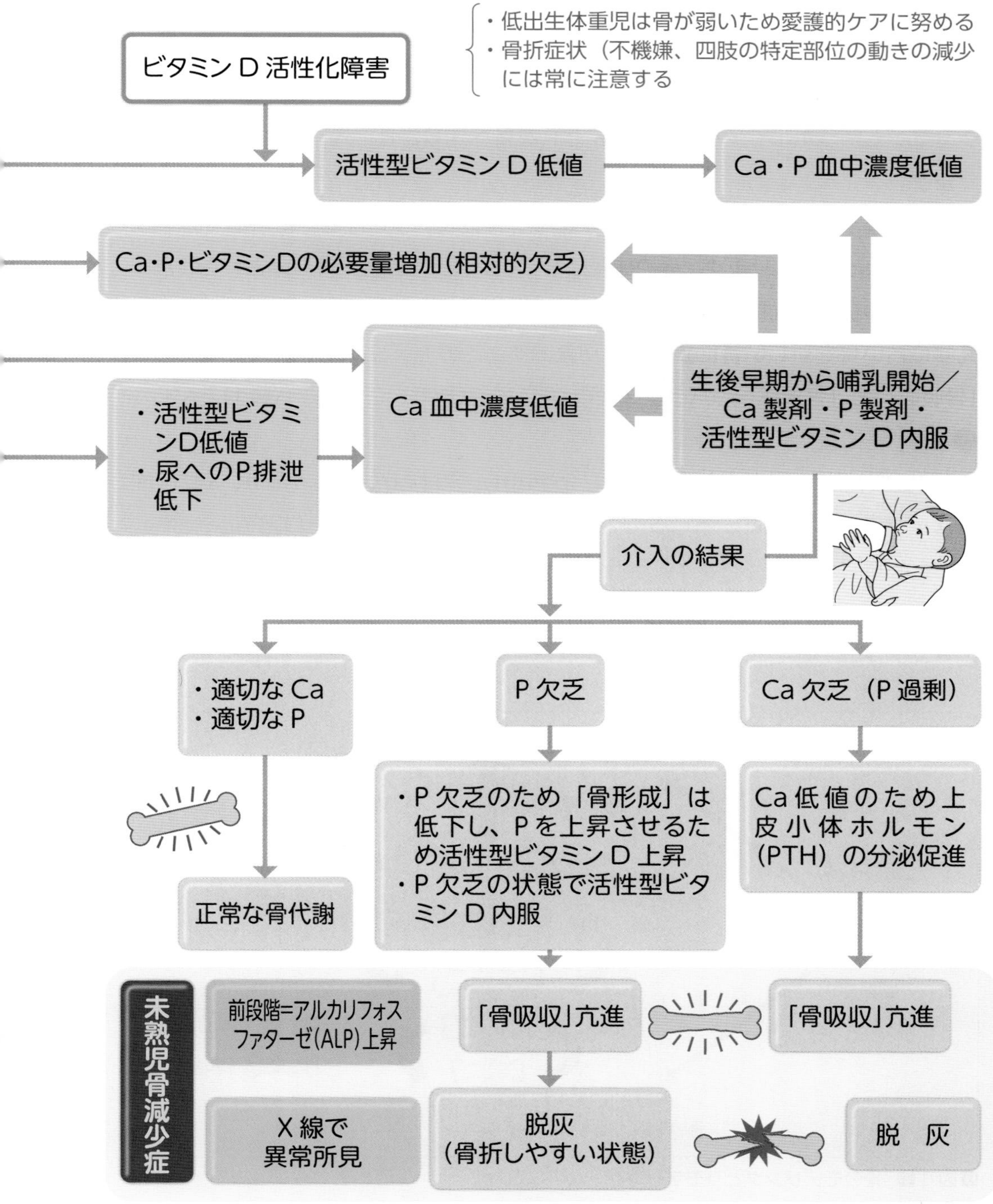

・低出生体重児は骨が弱いため愛護的ケアに努める
・骨折症状（不機嫌、四肢の特定部位の動きの減少）には常に注意する

ビタミンD活性化障害 → 活性型ビタミンD低値 → Ca・P血中濃度低値

Ca・P・ビタミンDの必要量増加（相対的欠乏）

・活性型ビタミンD低値
・尿へのP排泄低下
→ Ca血中濃度低値

生後早期から哺乳開始／Ca製剤・P製剤・活性型ビタミンD内服

介入の結果

・適切なCa
・適切なP
→ 正常な骨代謝

P欠乏
→ ・P欠乏のため「骨形成」は低下し、Pを上昇させるため活性型ビタミンD上昇
・P欠乏の状態で活性型ビタミンD内服
→ 「骨吸収」亢進 → 脱灰（骨折しやすい状態）

Ca欠乏（P過剰）
→ Ca低値のため上皮小体ホルモン（PTH）の分泌促進
→ 「骨吸収」亢進 → 脱灰

未熟児骨減少症
前段階=アルカリフォスファターゼ（ALP）上昇
X線で異常所見

骨代謝と未熟児骨減少症とは？

●胎児期の骨代謝

胎児は、妊娠後期に急激な体重増加を認めます。妊娠 28 週時点では約 1,000g であった胎児が、妊娠 40 週には約 3,000g まで大きくなります。また、妊娠後期は体重増加だけでなく、胎盤を通して母親から胎児へカルシウム（Ca）・リン（P）の能動輸送が起こり、胎児の血中 Ca・P 濃度が高値となります。その結果、カルシトニンというホルモンが働いて Ca と P を骨へ沈着させ、骨（骨格）も大きくなります。

骨の成長や状態維持は、破骨細胞による「骨吸収」と骨芽細胞による「骨形成」の連携によって起こります。骨の成長はモデリングと呼ばれ、骨を大きくさせます。一方、骨の状態を維持することはリモデリングと呼ばれ、骨格の形状・大きさを変えずに古い骨を新しい骨に置換する現象です。このモデリングとリモデリングは、「骨吸収」と「骨形成」のバランスが取れている状態で起こります **（図 1）**。

●骨代謝に関与する因子

「骨吸収」には上皮小体ホルモン（parathyroid hormone；PTH）、「骨形成」にはビタミン D とカルシトニンが関与しています **（表）**。これらの因子は、血液中の Ca と P の調整も行います。十分量の Ca と P がバランスよく体内にある場合、正常のモデリングとリモデリングが起こります。しかし、血液中の Ca 濃度が低い場合、テタニーなどの低 Ca 血症の症状を起こしてしまうため、PTH により「骨

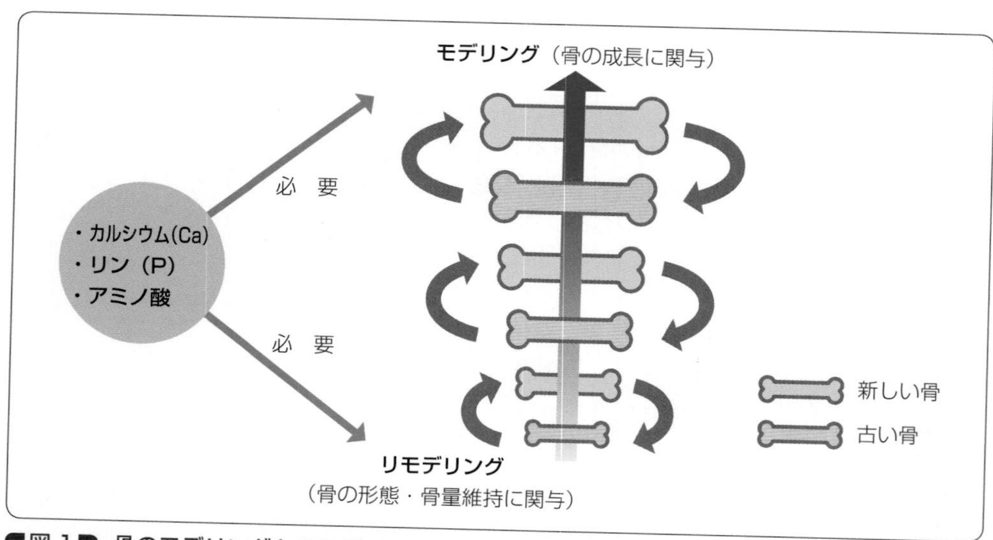

図 1 骨のモデリングとリモデリング

■ 表 D カルシウム（Ca）とリン（P）の調節

作用場所	骨	腸 管	腎 臓
活性型ビタミンD	Ca・Pの血中への溶解⬆	Ca・Pの吸収⬆	Pの吸収⬆
上皮小体ホルモン（PTH）	Ca・Pの血中への溶解⬆		Caの吸収⬆ Pの吸収⬇
カルシトニン	Ca・Pの血中への溶解⬇		Pの吸収⬇

吸収」を亢進させ、血液中のCa濃度を増加させます。一方で、Pが高値である場合（腎不全など）も、PTHが分泌されて骨吸収が亢進します。

●未熟児骨減少症

前述したような正常のモデリングとリモデリングを起こすには、十分量のCaとPだけではなくアミノ酸も必要となります。しかし、早産児（特にCaやPの能動輸送が起こる在胎33週未満）で出生した場合では、体内のCa・Pの蓄積量が少なく、また出生後も十分量のCa・P・アミノ酸を摂取することが困難です。そのため、正常の骨形成を続けることが難しく、未熟児骨減少症を発症してしまいます。また、ループ利尿薬やステロイドのような尿中Ca排泄を増加させる薬剤や、フェニトインのようなビタミンD作用を阻害する薬剤が早産児に対して使用される機会が多いこと、腎機能障害や肝機能障害（特に胆汁うっ滞）を発症することが多いためにビタミンDの作用が阻害されやすいことなど、早産児では未熟児骨減少症を助長させる要因が多数存在します。

また、早産児では出生時からCa・P・ビタミンDの全てが不足していますが、出生後も母乳中のP含有が少ないため、特に相対的なP不足を起こしやすく、それこそが未熟児骨減少症の主な原因です。ただし、CaやビタミンDの欠乏により未熟児骨減少症を発症することもあり、定期的な検査および治療介入が必要となります。

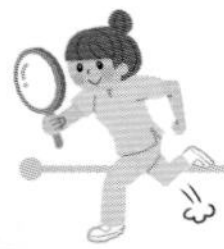

見逃せない所見

未熟児骨減少症（未熟児くる病とも呼ばれる）は、適切な管理を行っていればNICU入院中に典型的なくる病による骨折を来すことはまずありません。

しかし、消化管の問題や慢性肺疾患（CLD）などで十分量のミルクを摂取できない場合や超早産児で未熟児骨減少症の治療が行われていない場合などで、重症の未熟児骨減少症を発症することがあります。その場合、非常に骨折しやすい状態であり、患児が異常に啼泣する、四肢の動きが悪い、四肢の腫脹を認めたときは骨折している可能性があります。

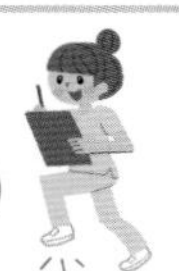

検査・ケアのポイント

通常の管理を行っている児で、未熟児骨減少症を身体症状から発見することは困難です。従って定期的な検査を行い治療介入する必要があります。当院では２週間ごとに血液検査と尿検査を行い、アルカリフォスファターゼ（alkaline phosphatase；ALP）、血中Ca・P、血中クレアチニン（Cre）、尿中Ca・P、尿中Creの測定を行っています。ALP値1,200 IU/L以上の場合は、未熟児骨減少症前段階と判断して、その他の検査所見をもとに尿細管リン再吸収率（% tubular reabsorption of phosphate；%TRP）や尿中Ca/Creを算出し、必要な治療介入を行います。

%TRP>99%の場合は、腎臓でのPの再吸収が亢進している状態であり、たとえ血中Pが正常であっても、P欠乏の状態と判断します。一方で%TRPが正常範囲の場合、十分量のPがあると判断し、CaもしくはビタミンD不足と考えます。この場合、尿中Caが高値であればビタミンD不足、尿中Caが低値であればCa不足の状態が考えられます。また、%TRP低値であるにもかかわらず血中P値が上昇しない場合は、相対的に副甲状腺機能が亢進し、PTHによって「骨吸収」を引き起こし、尿細管でのPの再吸収が低下している状態です。この場合は、P製剤の投与を中止し、CaとビタミンDによる治療を行う必要があります。

低Ca血症・低P血症・ビタミンD欠乏・低栄養は、骨のモデリングやリモデリングに関与する軟骨内骨化（軟骨から骨に変化）を障害し、未熟児骨減少症を発症します。手関節のX線撮影で、未熟児骨減少症の重症度を簡便に知ることができます。骨はX線に写り、軟骨は写らないという特徴があります。未熟児骨減少症の場合、軟骨部分と骨化した部分が散在するため、X線画像の骨端部が不鮮明で不規則となります（flaring）。また、X線画像で骨陰影は薄くなり、骨端部は盆状に陥没します（cupping）〔図2〕。

図2 手関節X線から分かる未熟児骨減少症重症度

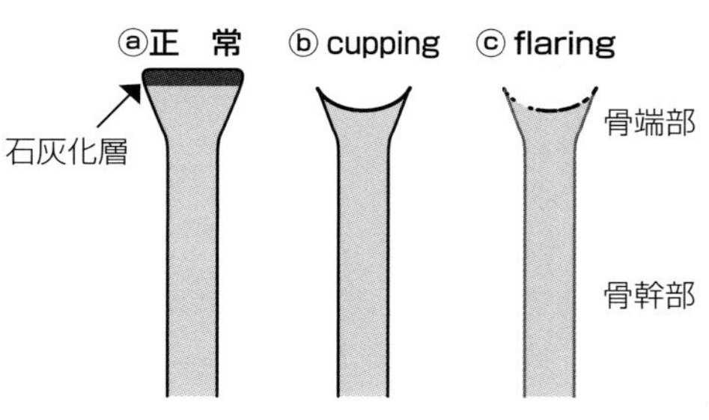

分　類	骨の状態
(−)	正　常
(±)	尺骨の cupping（+）、flaring（−）
(+)	尺骨の cupping（+）、flaring（+）／橈骨は異常なし
(++)	橈骨の cupping（+）、flaring（+）
(+++)	骨折あり

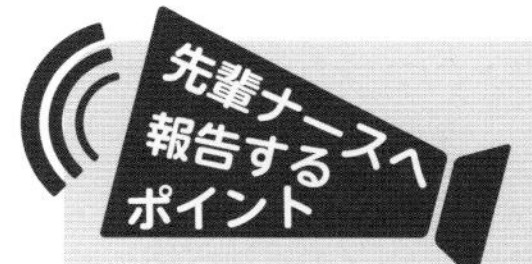

骨折を疑う！

生後すぐの早産児に対しては、頻回の血液ガス検査や治療内容変更など細やかな管理が行われていますが、慢性期に移行すると検査回数も減り、漫然とミルクのみが増量されていく日々を経験すると思います。このような体重が増える慢性期こそ、ALP や％TRP 高値の所見を認めることが多いです。早産であればあるほど未熟児骨減少症の治療は必須であり、強化母乳や P 製剤・活性化ビタミン D 製剤の内服をできる限り早く開始する必要があります。

しかし、臨床症状が乏しいため治療可能な時期となっても開始されていないことがあります。このようなことがないように、病棟全体でフォローする必要があります。

担当する早産児に未熟児骨減少症に対する治療が行われていない場合は、先輩ナースに確認してみましょう。また、栄養状態の悪い早産児が異常に啼泣する場合や急に呼吸状態が悪化する場合などは、未熟児骨減少症による骨折を起こしている可能性を考えて、四肢や肋骨の骨折の有無を確認しましょう。たとえ四肢に骨折がない場合でも、鎖骨や肋骨を骨折していることもあります。先輩ナースや他のスタッフに相談し、X 線撮影を考慮しましょう。

引用・参考文献

1) 河井昌彦．“水・電解質バランスの基礎と臨床”．新生児学入門．第 5 版．仁志田博司編．東京，医学書院，2018，235-8.
2) 河井昌彦．“骨代謝”．イラストで見る診る学ぶ新生児内分泌．大阪，メディカ出版，2011，118-38.
3) 河井昌彦．“カルシウム代謝の異常”．新生児医学．京都，金芳堂，2015，388-91.

産業医科大学小児科学教室助教　**清水大輔**　しみず・だいすけ
同講師、ＮＩＣＵ病棟医長　**荒木俊介**　あらき・しゅんすけ

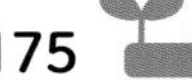

索引

あ

か

さ

た

な

は

ま

や

ら

a

b

c

d

f

g

h

i

k

n

p

s

t

その他

with NEO 別冊 るる NEO
きほんの新生児疾患 21 ―病態・ケアマップでわかる！

2020年4月1日発行　第1版第1刷

編　著　髙橋 大二郎
発行者　長谷川 素美
発行所　株式会社メディカ出版
〒532-8588
大阪市淀川区宮原3－4－30
ニッセイ新大阪ビル16F
https://www.medica.co.jp/
編集担当　白土あすか／小牧明子／有地　太／里山圭子
編集協力　株式会社エイド出版
装　幀　安楽麻衣子
イラスト　うつみちはる、川本　満
組　版　株式会社明昌堂
印刷・製本　株式会社シナノ パブリッシング プレス

ISBN978-4-8404-7203-6　Printed and bound in Japan

当社出版物に関する各種お問い合わせ先（受付時間：平日9：00～17：00）
●編集内容については、編集局 06-6398-5048
●ご注文・不良品（乱丁・落丁）については、お客様センター 0120-276-591
●付属のCD-ROM、DVD、ダウンロードの動作不具合などについては、デジタル助っ人サービス 0120-276-592